I0037967

Anja Siedl

In-vitro Aktivität von Clindamycin und Azithromycin

Anja Siedl

In-vitro Aktivität von Clindamycin und Azithromycin

gegenüber Plasmodium falciparum in Bangladesch

Südwestdeutscher Verlag für Hochschulschriften

Cover image: www.ingimage.com

Publisher:
Südwestdeutscher Verlag für Hochschulschriften
is a trademark of
Dodo Books Indian Ocean Ltd. and OmniScriptum S.R.L publishing group

120 High Road, East Finchley, London, N2 9ED, United Kingdom
Str. Armeneasca 28/1, office 1, Chisinau MD-2012, Republic of Moldova, Europe

ISBN: 978-3-8381-2940-2

Zugl. / Approved by: Wien, Med Uni, Diss., 2011

Inhaltsverzeichnis

1 Zusammenfassung

Die zunehmende Resistenzentwicklung von *Plasmodium falciparum* gegen etablierte Wirkstoffe stellt im Kampf gegen Malaria die derzeit größte Herausforderung dar. Ein vielversprechender Ansatz der Entwicklung von Resistenzen vorzubeugen, sind Kombinationstherapien von Standardmalariamedikamenten mit Antibiotika wie Azithromycin und Clindamycin. Diese sind auch für schwangere Frauen und Kleinkinder gut verträglich und daher für die Behandlung dieser Risikogruppen besonders gut geeignet und werden im Fall von Clindamycin bereits eingesetzt. In der vorliegenden *in-vitro* Studie wurde von Juli bis November 2008 die antiparasitäre Wirkung dieser beiden Substanzen an Feldisolaten von 33 Patienten mit unkomplizierter Malaria in der MARIB-Station im Südosten Bangladeschs getestet und bestätigt. Die Analyse erfolgte nach 72-stündiger Kultivierung mittels des hochsensitiven HRP2-ELISA.

Die 50%ige Hemmkonzentration (IC_{50}) betrug für Azithromycin 4.423,76 nmol/l (95% KI: 2.965,19-6.599,78 nmol/l) und für Clindamycin 975,50 nmol/l (95% KI: 483,13-1.969,69 nmol/l). Bei Clindamycin konnte zudem eine 2-stufige Wirkung beobachtet werden. Es konnten keine Korrelationen mit konventionellen Malariamedikamenten gefunden werden, was auf einen unterschiedlichen Wirkmechanismus hinweist und die beiden Antibiotika zu attraktiven Kombinationspartnern in der Malariatherapie macht. Zudem wurden Hinweise auf einen verzögerten Wirkmechanismus (delayed death) von beiden Medikamenten gefunden.

2 Abstract

Reducing the development of drug resistance by *plasmodium falciparum* against traditional antimalarials is the main challenge in the fight against malaria today. The most promising approach is the combination of traditional antimalarials with antibiotics, such as azithromycin and clindamycin. These agents are well tolerated by pregnant women and children and thus applicable for those risk groups. Clindamycin-combinations are already in use.

This *in-vitro* study investigated the antiparasitic effect of both antibiotics on 33 clinical field isolates. The patients were enrolled with uncomplicated malaria at the MARIB-station in southeastern Bangladesh between July and November 2008. Analysis was carried out in a highly sensitive HRP2-ELISA after 72 hours of cultivation.

The 50% inhibitory concentration (IC_{50}) was 4,423.76 nmol/l (95% CI: 2,965.19-6,599.78 nmol/l) for azithromycin and 975.50 nmol/l (95% CI: 483.13-1,969.69 nmol/l) for clindamycin. Besides, a two-step action was observed for clindamycin. No activity correlations between the antibiotics and traditional antimalarials were found, which gives evidence for a different mode of action. Therefore, those two agents may be interesting partners for drug combinations in malaria treatment. Furthermore, some hint for a delayed mode of action (delayed death) was found for both drugs.

3 Einleitung

Malaria ist eine der häufigsten Infektionskrankheiten in den Tropen. Symptome der Krankheit wurden bereits 2700 vor Christus in China beschrieben und finden in den Schriften des Hippokrates ihre erste Erwähnung in der europäischen Antike. Lange Zeit war man der Meinung, dass die Krankheit durch verschmutzte Luft übertragen wird, daher auch der Name Malaria (italienisch: „male"–schlecht, „aria"–Luft). 1880 wurden erstmals Parasiten in roten Blutkörperchen beobachtet und 15 Jahre später konnte die *Anopheles* Mücke als Vektor identifiziert werden [1].

Heute leben rund 3 Milliarden Menschen in von Malaria gefährdeten Ländern oder Gebieten. Jährlich gibt es beinahe 1 Million Todesfälle [2]. Besonders anfällig sind Menschen mit geschwächtem Immunsystem, Reisende aus malariafreien Gebieten, Kinder und schwangere Frauen. Hier kann die Letalität 50 bis 60% erreichen [3]. Auch wenn es nicht der Regelfall ist, kann es zu Malariaepidemien kommen, v.a. in Folge von militärischen Konflikten sowie wirtschaftlicher bzw. sozialer Instabilität, wodurch nicht immune, körperlich geschwächte Flüchtlinge in Malariagebiete gelangen. Außerdem können klimatische Veränderungen Epidemien begünstigen.

Die Krankheit wird von parasitären Einzellern, Protozoen der Gattung *Plasmodium*, ausgelöst. Kennzeichnend für die *unkomplizierte Malaria* sind regelmäßig oder unregelmäßig auftretende Fieberschübe, Gliederschmerzen, Übelkeit und Erbrechen. In manchen Fällen kommt es zur *schweren Malaria* (severe malaria), die zu Organversagen und schließlich zum Tod führen kann.

Malaria ist regional sehr stark begrenzt, was u.a. an der für die Übertragung notwendigen Mindesttemperatur von 16°C liegt. Unterhalb dieser Temperatur sind die Mücken inaktiv. Optimal sind 20–30°C und eine hohe Luftfeuchtigkeit [3]. Über 2000 m findet keine Übertragung mehr statt.

Im Allgemeinen ist diese Krankheit gut zu behandeln, jedoch stellen zunehmend aufkommende Resistenzen eine große Herausforderung dar, der mit neuen Wirkstoffen und Wirkstoffkombinationen begegnet werden muss. Gegen alle etablierten Malariamedikamente (z.B. Chinin, Chloroquin, Mefloquin) gibt es, teilweise seit Jahrzehnten resistente Stämme. Der größte Erfolg wird durch Kombination von verschiedenen kombinierbaren Wirkstoffen erzielt, welche die Parasiten auf möglichst differenziertem Weg angreifen. Dadurch wird die Resistenzentwicklung erschwert und die Therapie vereinfacht bzw. auf wenige Tage reduziert (verbesserte Compliance). Antibiotika wie Azithromycin (AZI) und Clindamycin (CLM) eignen sich wegen ihrer guten Verträglichkeit und Wirkung hervorragend für die Kombination mit etablierten Malariamedikamenten und eröffnen zudem zusätzliche Optionen für die Behandlung von Kindern und schwangeren bzw. stillenden Frauen.

Ziel dieser Arbeit

Die antiparasitäre Wirkung von Azithromycin und Clindamycin wurde bereits mehrfach in der Literatur beschrieben [4] [5] In dieser Arbeit sollten mittels einer *in-vitro* Studie an Feldisolaten in Bangladesch weitere Erkenntnisse über die Aktivität von Azithromycin und Clindamycin gegen *Plasmodium falciparum* gewonnen werden. Durch Bestimmung und Vergleich der 50, 90 und 99%igen Hemmkonzentrationen (IC_{50}, IC_{90}, IC_{99}) mit jenen der Standardmalariamittel Artemisinin (ART), Artesunat (AS), Dihydroartemisinin (DHA), Mefloquin (MEF), Chinin (QNN) und Chloroquin (CHL) sollten Parallelen und Unterschiede im Wirkmechanismus aufgezeigt werden. Anhand von Korrelationsanalysen wurde die Möglichkeit von Kreuzresistenzen bzw. Kreuzsensitivität untersucht.

4 Grundlagen

4.1 Malaria

Von den diversen Plasmodienarten gelten traditionell 4 als human pathogen: *Plasmodium falciparum (P.f.)*, *Plasmodium vivax*, *Plasmodium ovale* und *Plasmodium malariae*. Diese parasitischen Protozoen besitzen im Gegensatz zu Bakterien einen Zellkern. Abhängig vom Erreger kann man folgende Unterteilung der Krankheit vornehmen: Malaria tropica (durch *P.f.* ausgelöst), Malaria tertiana (*Plasmodium vivax* und *ovale*) und Malaria quartana (*Plasmodium malariae*). Die Inkubationszeit beträgt bei *P.f.* 7 bis 15 Tage, bei den anderen Erregern bis zu 35 Tage bzw. bei Einnahme einer medikamentösen Prophylaxe, bis zu mehrere Monate [3]. Die Namen Malaria tertiana und Malaria quartana werden von den periodisch auftretenden Fieberschüben jeden dritten bzw. jeden vierten Tag abgeleitet, die durch Synchronisation der Entwicklungszyklen der Plasmodien hervorgerufen werden. Bei Malaria tropica kann es täglich zu mehreren Spitzen kommen, oder das Fieber bleibt konstant hoch. Sie gilt als die gefährlichste Form und ist Ursache für fast alle schwere Verlaufsformen und Todesfälle. Nachfolgend wird nur noch auf *P.f.* bzw. die Malaria tropica eingegangen, die in Bangladesch mit mehr als 70% am weitesten verbreitet ist und auf der der Fokus dieser Arbeit liegt [2].

Nach einer Infektion mit *P.f.* treten zunächst grippeähnliche und uncharakteristische Symptome wie Fieber, Schüttelfrost, Kopf- und Gliederschmerzen, Mattigkeit und Übelkeit auf. Oft ist eine vergrößerte Milz (Splenomegalie) tastbar. Sind keine Symptome der schweren Malaria vorhanden, wird dies als unkomplizierte Malaria bezeichnet.

Durch ineffektive oder zu späte Behandlung kann es zur schweren Form der Malaria (severe malaria) mit Organfunktionsstörungen kommen. In diesem Stadium zeigen sich Krampfanfälle, Azidose, Schock, Ikterus, Niereninsuffizienz, schwere Anämie, Hypoglykämie, Hämoglobinurie, spontane Blutungen, Pulmonalödem bis hin zu zerebraler Malaria und Koma, was schließlich zum Tod des Patienten führen kann.

Das vom Parasiten produzierte Glykosylphosphatidyl-Inositol (GPI) regt die Bildung von TNFα und den Zytokinen IL-1 und IL-6 an, die für die Fieberschübe verantwortlich sind. Die Hemmung der Erythropoese durch TNFα und andere Faktoren, vermehrte Erythrozytenelimination in der Milz und Erythrozytenzerfall bei der Schizogonie führt zu Anämie.

Infolge der Infektion der Erythrozyten mit *P.f.* (siehe Kapitel 4.1.1) kommt es zur Expression von Proteinen an dessen Oberfläche. Vor allem in postkapillären Venulen binden diese Proteine an endotheliale Rezeptoren (Zytoadhärenz). Gleichzeitig kommt es auch zur Rosettenbildung, bei der sich infizierte und nicht infizierte Erythrozyten zusammenbinden, um, wie bei der Zytoadhärenz, der Elimination in der Milz zu entgehen. In der Folge kommt es zu Störungen im Gas- und Stoffaustauch sowie zu Mikrozirkulationsstörungen des Blutes, Hypoxie des Gewebes und schließlich zu Zell- und Organschäden, vor allem in Niere, Leber, Lunge und Gehirn [3].

Durch die Hypoxie wird vermehrt Laktat gebildet, das gemeinsam mit dem von Parasiten gebildeten Laktat und einer verminderten renalen Elimination zur Azidose führt.

Großer Glukoseverbrauch der Plasmodien und des Menschen und den Glukoneogeneseausfall in der Leber infolge der Krankheit führt zu zerebraler Hypoglykämie und folglich, nach Zytokinbeteiligung, zur zerebralen Malaria. Sie ist gekennzeichnet durch Hirnödem, Seh- und Koordinationsstörungen, Konvulsionen, Benommenheit und Koma.

Chinin und Chinidin stimulieren die Insulinsekretion und können so die Hypoglykämie verschlimmern, was vor allem bei Schwangeren zu Problemen führen kann.

4.1.1 Entwicklungszyklus von *Plasmodium falciparum*

Überträger (Vektoren) der Plasmodien sind die weiblichen Mücken von etwa sechzig Arten der Gattung *Anopheles*. Je nach Art stechen diese vorwiegend während der Dämmerung und nachts. Ihre Larven entwickeln sich hauptsächlich in stehenden Gewässern.

Der Lebenszyklus des Parasiten ist in Abbildung 1 dargestellt. Durch den Stich der Mücke gelangen die in ihrem Speichel ansässigen Sporozoiten in die Blutbahn des Menschen (siehe 1 in der Grafik). Für eine Malaria Infektion können bereits 10 Sporozoiten ausreichen. Diese sammeln sich in den Hepatozyten der Leber an (2), wo sie sich asexuell vermehren und Gewebsschizonten bilden (3). Etwa sechs Tage nach dem Befall der Hepatozyten zerfallen die Schizonten (4) und entlassen bis zu 30.000 Merozoiten in die Blutbahn, wo diese Erythrozyten befallen (5). Dieser Teil des Kreislaufs wird als exoerythrozytärer Zyklus (A) bezeichnet.

Nach dem Eindringen in die Erythrozyten (erythrozytärer Zyklus, B) werden die Parasiten in eine Vakuole eingeschlossen (Trophozoiten), was unter dem Mikroskop als typische Ringform für den Malarianachweis sichtbar wird. Durch asexuelle Vermehrung entstehen in der Folge erneut Schizonten. Als Nahrung dienen Glucose und Hämoglobin, wovon allerdings nur die Aminosäuren genutzt werden. Der Rest erscheint als braunschwarzes Pigment in der

Nahrungsvakuole. Ist der Hämoglobinvorrat aufgebraucht, zerfallen die Schizonten (6) und neue Merozoiten werden frei gesetzt, die wiederum neue Erythrozyten befallen. In einigen Erythrozyten entwickeln sich die Plasmodien zu Mikro- bzw. Makrogametozyten (männliche bzw. weibliche Geschlechtsform) (7) und zirkulieren als solche noch einige Zeit im Blut, bevor sie entweder absterben oder von einer weiteren Mücke aufgenommen werden (8).

Im Mitteldarm der Mücke reifen die aufgenommenen Gametozyten zu Mikro- bzw. Makrogameten, die miteinander verschmelzen (Befruchtung) (9). Die dadurch entstehenden Ookineten (10) siedeln sich in der Darmwand an und entwickeln sich zu Oozysten (11). Beim Zerfall dieser werden tausende in der Oozyste gebildete Sporozoiten frei (12), die dann zur Speicheldrüse wandern und für eine neue Infektion im Menschen bereit stehen.

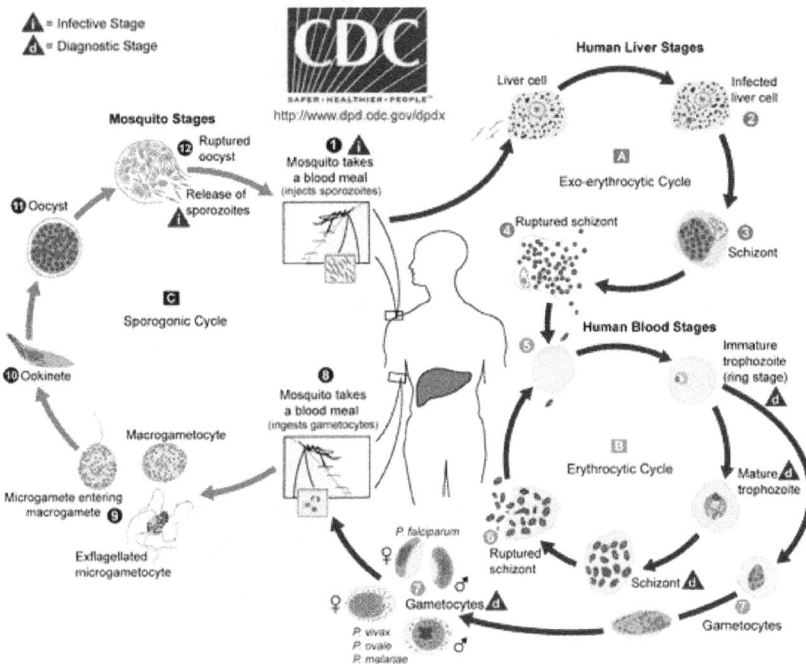

Abbildung 1: Entwicklungszyklus von *Plasmodium falciparum* (Centers for Disease Control and Prevention - CDC).

Grundlagen   8

4.1.2 Immunität

Die erythrozytäre Entwicklung von *P.f.* ist bei Hämoglobinopathien (z.B. Sichelzellanämie), Glucose-6-Phosphat-Dehydrogenase-Mangel (G6PDM) und β-Thalassämie reduziert, und die Krankheit bildet sich in einer abgeschwächten Form aus. Nach einer Erkrankung entsteht eine erhöhte Widerstandsfähigkeit gegen neue Infektionen. In Regionen mit einer das ganze Jahr über stabilen Transmission verlaufen die Infektionen dadurch oft asymptomatisch.

Diaplazentar übertragene Antikörper können Säuglingen, deren Mütter bereits eine Malaria Infektion hatten, in den ersten Monaten eine gewisse Immunität verschaffen. Verminderte Zufuhr von Vitamin H_1 durch die Milchdiät hat eine zusätzliche Schutzfunktion [3]. Säuglinge ohne maternale Antikörper haben hingegen aufgrund ihres herabgesetzten bzw. noch nicht vollständig entwickelten Immunsystems ein erhöhtes Risiko schwer zu erkranken. Die durch Nebenwirkungen begrenzten Therapiemöglichkeiten bei Kleinkindern und schwangeren Frauen stellen ein zusätzliches Problem dar.

4.1.3 Mikroskopischer Nachweis

Der Plasmodiennachweis erfolgt mikroskopisch mit 1000facher Vergrößerung. Durch Stich in eine Fingerbeere wird Kapillarblut gewonnen. Von diesem werden auf einem Objektträger ein dicker Tropfen und ein Blutausstrich angefertigt. Nach Fixierung des Ausstrichs mit Methanol wird mittels Giemsalösung (3%) mit einem pH von 7,2 gefärbt. Frühestens 5-8 Tage nach der Infektion sind während der erythrozytären Phase ringförmige Erreger mit dünnem Zytoplasmasaum, zentraler Nahrungsvakuole und randständigem, dunklen Kern erkennbar.

Der dicke Tropfen hat den Vorteil, dass die Parasiten konzentrierter sind, und dadurch bei niedriger Parasitämie (Prozentsatz der von Parasiten befallenen Erythrozyten, bzw. Parasiten pro µl) schneller entdeckt werden können, während der Ausstrich vor allem der Identifikation der *Plasmodium* Art und der quantitativen Feststellung der Parasitämie dient. Außerdem stehen auch Schnelltests zur Diagnose der *P.f.* Infektion zur Verfügung, die ein Antigen des Parasiten (z.B. HRP2) mittels monoklonaler Antikörper nachweisen [6].

4.1.4 Therapie

Es gibt eine Vielzahl an Therapiemöglichkeiten. Die Empfehlungen haben sich im Laufe der Jahre aufgrund der Resistenzentwicklung (siehe unten) ständig geändert. Derzeit empfiehlt die WHO für die Therapie der unkomplizierten *P.f.* Malaria eine Artemisinin-basierte Kombinationstherapie (ACT), die für drei Tage verabreicht werden soll [7]. Die Auswahl sollte immer in Bezug auf die Resistenzlage und die Verfügbarkeit von Medikamenten in der Region getroffen werden.

Artemisinin und dessen Derivate (z.B. Artesunat, Artemether, Dihydroartemisinin) töten in den drei Tagen der Behandlung weit über 90% der Parasiten. Allerdings haben diese Wirkstoffe eine sehr kurze Halbwertszeit von unter 1 Stunde, weshalb der Kombinationspartner meist ein länger wirkendes Mittel ist. Für eine weitere Verringerung der Gametozytenzahl kann eine Einzelgabe Primaquin zusätzlich zur ACT erfolgen [8]. Schwangere im ersten Trimester sollten wegen der besseren Verträglichkeit und geringeren Nebenwirkungen für 7 Tage mit Chinin und Clindamycin behandelt werden [7].

Für die Therapie der schweren Malaria werden Substanzen benötigt, die parenteral appliziert werden können (Artemisininderivate oder Chinin). Sobald der Patient eine orale Gabe toleriert, wird wie bei der unkomplizierten Malaria weiter behandelt [7].

4.1.5 Arzneimittelresistenzen

Südostasien hat die höchste Rate an Arzneimittelresistenzen bezüglich Malaria weltweit [9]. Resistenz wird als Überleben oder sogar Vermehrung der Parasiten trotz korrekter Gabe und Absorption einer Therapie definiert. Gründe, die zu Resistenzbildung führen können sind u.a.: physiologische Adaptation aufgrund von nicht genetischen Veränderungen, Selektion von resistenten Zellen unter Arzneimittelgabe, subkurative Plasmaspiegel des Arzneimittels oder spontane Mutation.

Eine große Herausforderung im Kampf gegen Malaria ist daher die Verzögerung bzw. Eindämmung von Resistenzbildungen. *P.f.* weist mittlerweile gegen alle gängigen Malariamedikamente weltweit Resistenzen auf [10], wie aus Abbildung 2 hervorgeht. Vor kurzem wurden an der Grenze zwischen Kambodscha und Thailand auch erste Resistenzen gegen Artemisinin nachgewiesen [7], [11].

Kombinationstherapien stellen zurzeit den effektivsten Schutz gegen Resistenzbildung dar. Den größten Erfolg erzielen Kombinationen von Medikamenten mit möglichst unterschiedlichen Wirkmechanismen und Wirkungseintritt. Artemisininderivate eignen sich sehr gut dafür, da sie schnell wirken und die Parasitenzahl stark reduzieren. Durch Kombination mit einem Wirkstoff, der langsamer eliminiert wird, kann die Compliance hoch gehalten werden. Nach der Ausscheidung des Artemisininderivats, bleibt nur noch eine sehr kleine Parasitenzahl übrig, was die Wahrscheinlichkeit einer vollständigen Eliminierung der Parasiten durch den langsam wirkenden Kombinationspartner erhöht und die Resistenzbildung erheblich erschwert. Als Kombinationspartner bieten sich Antibiotika, wie zum Beispiel Clindamycin, Azithromycin, Tigecyclin oder Doxycyclin an [4], [12], [13], [14]. Allerdings ist deren Wirkmechanismus auf *P.f.* noch nicht vollständig geklärt. Durch *in-vitro* Studien können ähnliche Wirkmechanismen von Antibiotika und Standardmalariamitteln identifiziert und dadurch möglichen Kreuzresistenzen vorgebeugt werden.

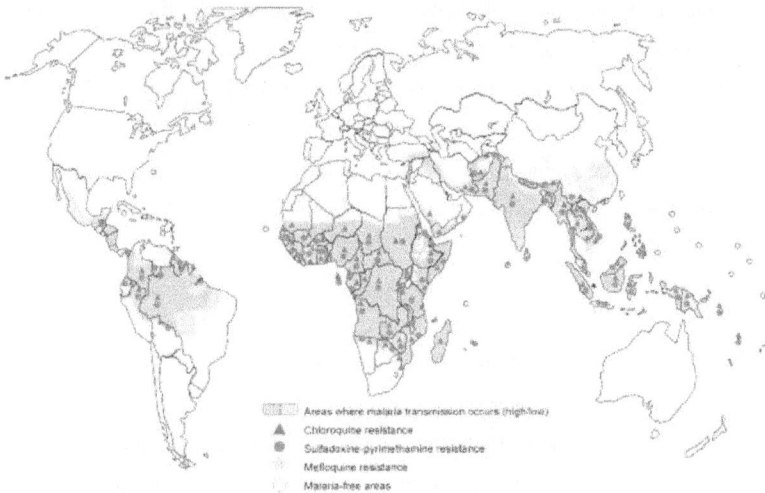

Abbildung 2: Resistenzen von *Plasmodium falciparum* (WHO 2005).

4.2 Getestete Antibiotika

4.2.1 Azithromycin

Azithromycin ist ein Makrolidantibiotikum, welches dem ersten Makrolid, Erythromycin, durch seine bessere Bioverfügbarkeit und Säurestabilität überlegen ist. Dies wird durch eine zusätzliche N-Methylaminomethylen-Gruppe erreicht. Aus dem 14-gliedrigen Lactonring des Erythromycin entsteht also ein 15-gliedriger Ring mit Stickstoffatom (Abbildung 3).

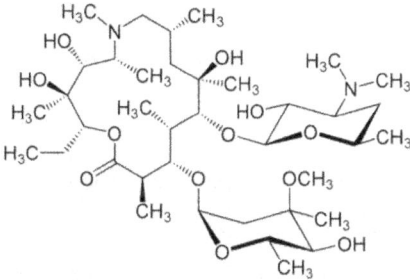

Abbildung 3: Strukturformel des Azithromycin.

Azithromycin wirkt bakteriostatisch gegen grampositive und gramnegative Bakterien sowie Anaerobier durch Bindung an die 50S-Untereinheit von 70S-Ribosomen und die daraus folgende Behinderung der Translokation, wodurch die Proteinsynthese blockiert wird [15]. Auf diese Weise hemmt es vermutlich auch die Proteinsynthese von *Plasmodium falciparum*. Der genaue Wirkmechanismus ist noch nicht vollständig geklärt, wahrscheinlich greift es aber den Apicoplasten des Parasiten an [16].

Durch seine hohe Basizität reichert sich Azithromycin besonders gut intrazellulär an. Dank seiner langen Halbwertszeit von maximal 68 Stunden [17] und der dadurch kürzeren Therapiedauer zeigt es eine gute Compliance in der Malariatherapie. Größter Vorteil des Antibiotikums ist aber seine sehr gute Verträglichkeit, wodurch es auch bei Kindern und während der Schwangerschaft verabreicht werden kann [18], nicht aber während der Stillzeit [15]. Durch die Möglichkeit der parenteralen Applikation kommt es zudem als Medikation für die schwere Malaria in Frage.

Diverse Studien konnten eine hervorragende Wirkung von Azithromycin gegen *P.f.* bestätigen, unter anderem auch in Kombination mit Dihydroartemisinin [19] und anderen Medikamenten zur Malariatherapie [20].

4.2.2 Clindamycin

Clindamycin gehört zur Gruppe der Lincosamine und wirkt, ähnlich wie Azithromycin, bakteriostatisch gegen Anaerobier und gramnegative Bakterien durch Bindung an die 50S-Untereinheit der Ribosomen, was zur Behinderung der Proteinsynthese führt. Da Makrolide und Lincosamine an ähnlicher Stelle am Ribosom binden, kommt es bei einer Kombination zu einem antagonistischen Effekt.

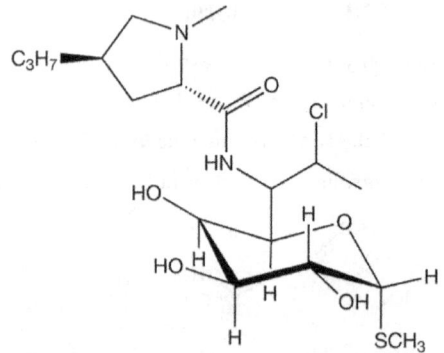

Abbildung 4: Strukturformel des Clindamycin.

Clindamycin ist um den Faktor 2 bis 10 aktiver als das erste Lincosamid, Lincomycin. Dies liegt an dem Austausch einer Hydroxylgruppe mit einem Chloratom (Abbildung 4). Die Applikation kann oral oder parenteral erfolgen. Im Gegensatz zu Azithromycin hat es allerdings eine relativ kurze Halbwertszeit (2-3 Stunden).

Auch Clindamycin ist gut verträglich. Die Stillzeit ist jedoch eine absolute Kontraindikation, die Schwangerschaft eine relative [15]. Trotzdem wurde auch schon über die Kombiantion Chinin-Clindamycin für die Behandlung von schwangeren Frauen berichtet [21] und Clindamycin Kombinationen werden von der WHO empfohlen [7]. In Kombination mit Artesunat [22], Dihydroartemisinin [4] oder Fosmidomycin [23] stellt Clindamycin eine vielversprechende Therapie dar.

4.2.3 Verzögerte Wirkung der Antibiotika (Delayed death)

Sowohl für Clindamycin als auch für Azithromycin wurde beobachtet, dass eine Wirkung erst nach dem ersten erythrozytären Zyklus, also etwa nach 48 Stunden, bei Reinvasion eines neuen Erythrozyten stattfindet. Es kommt zu vermindertem Wachstum der Apicoplasten, Veränderungen der Mitochondrien und fehlerhafter Zytokinbildung. Dieses Phänomen wird als „delayed death" bezeichnet [24], [25], [26]. Hierin liegt der große Vorteil derartig wirkender Antibiotika als Kombinationspartner von Standardmalariamedikamenten. Während letztere sehr schnell zu einer großen Reduktion der Parasitenzahl führen, wirken die Antibiotika erst in der „zweiten Generation" der erythrozytären Plasmodien und eliminieren potentiell resistente Parasiten zuverlässig.

5   Material und Methoden

5.1   Studienort

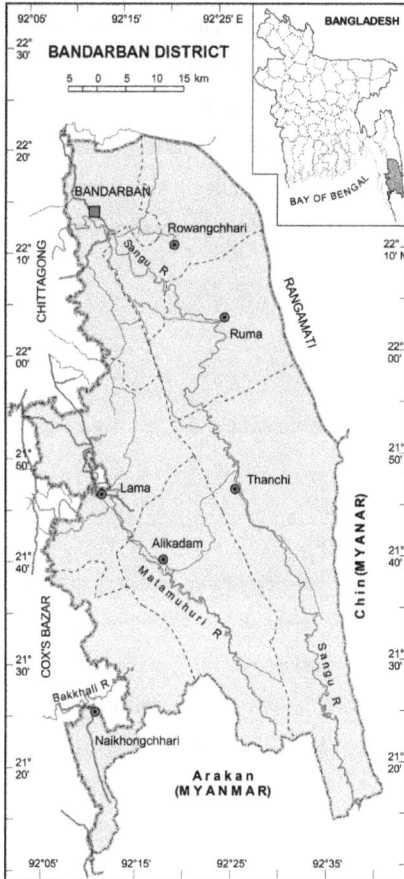

Abbildung 5: Bandarban Distrikt.

Bangladesch ist mit einer Fläche von rund 144.000 km^2 und über 153 Millionen Einwohnern eines der am dichtesten besiedelten Länder der Welt. 2006 gab es in Bangladesch nach Schätzung der WHO rund 2,9 Millionen Malaria Fälle und etwa 15.000 Tote. Das Risiko an Malaria zu erkranken ist im Osten und Nord-Osten des Landes am höchsten, vor allem in den Grenzgebieten zu Indien und Myanmar. Mehr als 70% der bestätigten Malaria Fälle sind *P. falciparum* [2], gefolgt von *P. vivax, P. malariae* und *P. ovale.* [27].

Der Distrikt Bandarban liegt in den Chittagong Hill Tracts an der Grenze zu Myanmar, umfasst 51,80 km^2 und hat etwa 32.000 Einwohner. Studienort war die lokale Hauptstadt Bandarban (Bandarban Sadar Upazila), wo sich eine Feldstation von MARIB (Malaria Research Initiative Bandarban) befindet. Das feuchte Klima, zahlreiche klare fließende Gewässer und die hügelige Landschaft der Umgebung bieten den Vektoren sehr gute Voraussetzungen. Die häufigsten *Anopheles*-Arten dieser Gegend sind *Anopheles dirus* und *minimus* [28]. Die zahlreichen und starken Regenfälle zwischen Mai und Oktober sorgen jedes Jahr für hohe Infektionsraten, die für die Durchführung von *in-vitro* Studien ausschlaggebend sind.

5.2 Auswahl der Patienten

Für die Studie wurden 46 männliche und nicht schwangere weibliche Patienten im Alter zwischen 8 und 65 Jahren ausgewählt, die sich im Bandarban Sadar Hospital vorstellten und bei denen eine unkomplizierte *P.f.* Monoinfektion diagnostiziert wurde. Schwangere oder stillende Frauen, sowie Patienten, die in den letzten 30 Tagen eine Malaria Therapie verabreicht bekamen, wurden exkludiert. Die Blutproben enthielten mindestens 100 asexuelle Parasiten pro µl, was einer Parasitämie von 0,002% oder mehr entspricht (siehe unten). Vor ihrer Teilnahme wurden die Patienten (bzw. deren Erziehungsberechtigte) ausführlich über Inhalt, Ablauf und Ziele der Studie informiert und eine schriftliche Einverständniserklärung eingeholt. Das Studienprotokoll wurde von den Ethikkommissionen des International Centre for Diarrhoeal Disease Research Bangladesh (ICDDR,B) bzw. der Medizinischen Universität Wien genehmigt.

5.3 Blutgewinnung und Kultur

Zunächst wurden durch Stich in eine Fingerbeere Blut gewonnen und die Art des Parasiten sowie die Parasitämie nach

$$\text{Parasitämie } (\%) = \frac{\text{Parasiten pro µl}}{\text{Erythrozyten pro µl}} \cdot 100$$

bestimmt. Proben, bei denen über 1% der Erythrozyten infiziert waren, wurden mit nicht infiziertem null-negativen Blut auf einen Wert von etwa 0,2% verdünnt, um die Vergleichbarkeit zu niedrigeren Parasitämiewerten zu gewährleisten.

Für die Kultivierung wurden die Proben mit einer Nährlösung für humane Zellen, bestehend aus vollständigem RPMI 1640 Medium (Sigma Aldrich R4130), 25 mg/l Gentamycin und 0,5% Rinderalbumin (Albumax I; Gibco Bangkok, Thailand), auf einen Hämatokritwert von etwa 1,5% verdünnt (unter der Annahme von 40% Hämatokrit im infizierten Blut). Jeweils 200 µl dieses Blut-Medium-Gemisches (BMM) wurden in jedes der 96 wells einer Mikrokulturplatte gefüllt und für 72 Stunden bei 37°C inkubiert. Die Mikrokulturplatten waren bereits im Vorfeld der Studie mit sinkenden Wirkstoffkonzentrationen vom H-well aus gecoatet worden. Das Dilutionsverhältnis betrug 1:3. Es standen zwei unterschiedliche Platten zur Verfügung, eine mit zu testenden Antibiotika (Tabelle 1) und eine mit bereits etablierten Standardmalariamedikamenten (Tabelle 2). Für die Kultivierung wurden die Platten in eine Box gegeben, in der eine Kerze unterhalb eines kleinen Wasserreservoirs brannte (candle-jar) und diese anschließend luftdicht verschlossen [29]. Durch diesen Aufbau wurde eine sauerstoffarme und feuchte Atmosphäre geschaffen, was sich unterstützend auf das Parasitenwachstum auswirkte. Zur Kontrolle des Wachstumsprozesses wurde während und nach der Inkubation die Parasitendichte der ungecoateten wells bestimmt. Bei optimalem Wachstum sollte nach 72 Stunden eine 4 bis 10fach höhere Parasitendichte vorliegen. Bis zur Analyse mittels ELISA wurden die Platten nach der Inkubation bei -20°C gelagert. Durch einfrieren und wieder auftauen konnte eine komplette Hämolyse erreicht werden.

	DOX	MIN	TGC	CLM	MIR	AZI
A	0,0	0,0	0,0	0,0	0,0	0,0
B	68,6	68,6	34,3	68,6	137,2	68,6
C	205,8	205,8	102,9	205,8	411,5	205,8
D	617,3	617,3	308,6	617,3	1.234,6	617,3
E	1.851,9	1.851,9	925,9	1851,9	3.703,7	1.851,9
F	5.555,6	5.555,6	2.777,8	5.555,6	11.111,1	5.555,6
G	16.666,7	16.666,7	8.333,3	16.666,7	33.333,3	16.666,7
H	50.000,0	50.000,0	25.000,0	50.000,0	100.000,0	50.000,0

Tabelle 1: Antibiotika-Platte mit Konzentrationen in ng/ml (in der verwendeten Blut-Medium Mischung) der Wirkstoffe Doxycyclin (DOX), Minocyclin (MIN), Tigecyclin (TGC), Clindamycin (CLM), Mirincamycin (MIR) und Azithromycin (AZI).

	ART	AS	DHA	MEF	QNN	CHL
A	0,0	0,0	0,0	0,0	0,0	0,0
B	0,1	0,0	0,0	0,3	3,4	3,4
C	0,4	0,1	0,1	1,0	10,3	10,3
D	1,2	0,3	0,3	3,1	30,9	30,9
E	3,7	0,9	0,9	9,3	92,6	92,6
F	11,1	2,8	2,8	27,8	277,8	277,8
G	33,3	8,3	8,3	83,3	833,3	833,3
H	100,0	25,0	25,0	250,0	2.500,0	2.500,0

Tabelle 2: Kulturplatte mit Konzentrationen in ng/ml (in der verwendeten Blut-Medium Mischung) der Standardmalariamedikamente Artemisinin (ART), Artesunat (AS), Dihydroartemisinin (DHA), Mefloquin (MEF), Chinin (QNN) und Chloroquin (CHL).

5.4 ELISA

Zur Analyse der Parasitenkonzentration und somit der Wirkung der Testmedikamente wurden nach der Inkubation enzymgekoppelte (Sandwich-) Immunadsorptionstests (ELISA) durchgeführt. Gemessen wurde die Konzentration des von *P.f.* gebildeten histidinreichen Proteins 2 (HRP2), woraus auf die Gesamtzahl der Parasiten geschlossen werden konnte. HRP2 ist eng an die Parasitenkonzentration gebunden und eignet sich hervorragend als Analysesubstanz [30], [31]. Bei hoher Sensitivität verringert der HRP2-ELISA den laborativen Aufwand im Vergleich zu der ebenfalls häufig verwendeten pLDH-ELISA Methode. Zudem kann die Inkubationszeit von maximal 48 Stunden bei pLDH-Tests auf 72 Stunden verlängert werden, was Beobachtungen bezüglich langsamer wirkenden Medikamenten (z.B. Azithromycin, Clindamycin) erleichtert [32].

Zunächst wurden die inkubierten Proben auf eine initiale Parasitämie von 0,05% verdünnt. Dafür wurde eine entsprechende Menge destilliertes Wasser in die Vertiefungen der 96-well-ELISA-Platten (Corning Inc., USA) gegeben und mit BMM auf 100 µl aufgefüllt. Die Platten waren zuvor bereits mit dem monoklonalen IgM-Antiköper MPFM-55A (Immunology Consultants Laboratories, Inc., USA) gecoatet worden. Nach einstündiger Reaktionszeit wurden die Platten 3 Mal mit einer Mischung aus 99,95% phosphatgebundener Salzlösung (PBS; Sigma-Aldrich, P3813) und 0,05% Polysorbat (Tween 20; Sigma Aldrich, P1379) gewaschen und durch Ausschlagen etwaiger Flüssigkeitsreste getrocknet. Das HRP2 war nun an den IgM-Antikörper gebunden. Zur Analyse wurden je 100 µl eines Gemisches aus 0,12 µg/ml des IgG-Antikörpers MPFG-55P (Immunology Consultants Laboratories, Inc., USA) und einer PBS-reichen Lösung (2% Rinderalbumin (BSA, Sigma Aldrich, A9647), 1% Tween) in die wells pipettiert und für eine Stunde bei Raumtemperatur inkubiert. Das IgG bindet an das bereits an das IgM gebundene HRP2 und exponiert die konjugierte Meerrettich-Peroxidase (Horseradish Peroxidase, HRP). Nach einem erneuten, analogen Reinigungsschritt wurden schließlich je 100 µl des Chromogens Tetramethylbenzidin (TMB; Zymed Laboratories, Inc., USA) aufgegeben und etwa 10 Minuten abgewartet. Die damit einhergehende Farbreaktion des Chromogens mit der HRP wurde mit 1-molarer Schwefelsäure gestoppt, sobald eine Farbänderung in den wells der ELISA-Platte bemerkbar wurde. Zur quantitativen Auswertung wurde ein ELISA Plattenleser (Tecan Sunrise ELISA Plate Reader; Tecan, Austria) herangezogen und die optische Dichte der einzelnen wells bei einer Wellenlänge von 450 nm bestimmt. Abbildung 6 zeigt eine schematische Darstellung des Sandwich-ELISA-Tests.

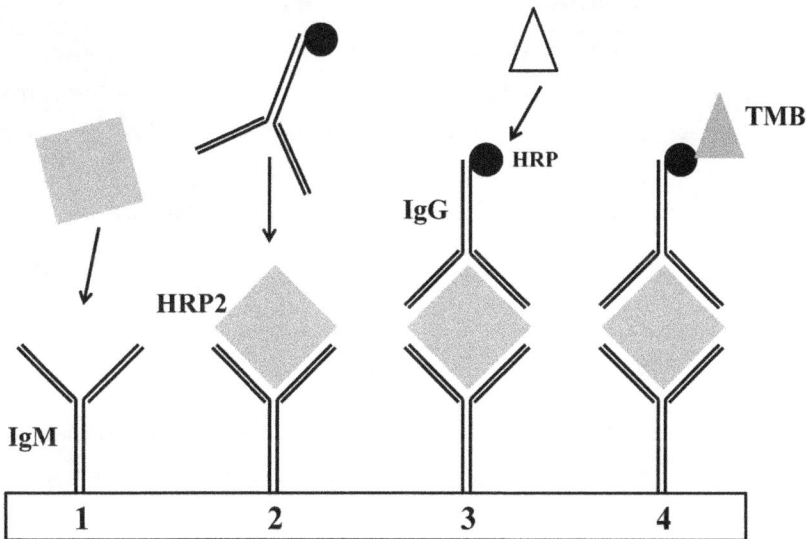

Abbildung 6: Schematische Darstellung eines Sandwich-ELISA. 1) Histidinreiches Protein 2 (HRP2) bindet an den aufgecoateten Antikörper IgM. 2) Zweiter Antikörper (IgG) mit konjugierter Meerrettich Peroxidase (HRP) bindet an gebundenes HRP2. 3) Chromogen Tetramethylbenzidin (TMB) bindet an HRP. 4) Farbumschlag des TMB und anschließende Detektion im ELISA-Reader.

5.5 Statistische Auswertung

Die Daten aus dem ELISA-Reader wurden mittels einer nicht linearen, polynomischen Regression über das Programm HN-NonLin V1.1 an einen sigmoiden Kurvenverlauf angepasst. Daraus konnte die Medikamentenkonzentration, bei der 50% der Parasiten inhibiert wurden (IC_{50}), sowie IC_{90} und IC_{99} berechnet werden.

Für weitere Betrachtungen und Vergleiche wurde das geometrische Mittel der IC-Werte aller Patienten nach

$$\overline{x}_{geom} = \sqrt[n]{x_1 \cdot x_2 \cdot ... \cdot x_n}$$

errechnet und zusammen mit dem 95%-Konfidenzintervall angegeben.

Um eine Abschätzung über das Streuverhalten um den Mittelwert zu ermöglichen wurde zudem eine Variationsanalyse durchgeführt. Der Variationskoeffizient λ wurde wie folgt berechnet:

$$\lambda = \frac{\sigma_x}{\overline{x}}$$

σ_x ist die Standardabweichung der Messergebnisse und $\overline{x}$ der arithmetische Mittelwert.

Mit Hilfe der Spearman-Korrelation wurden Korrelationsanalysen zwischen den IC-Werten verschiedener Wirkstoffe sowie zwischen Parasitenzahl und Wirkstoffkonzentration (Inoculum-Effekt) durchgeführt. Bei diesem parameterfreien Maß für Korrelationen werden den aufsteigenden IC-Werten der beiden zu vergleichenden Medikamente x und y, Ränge von 1 bis n zugeordnet und anhand dieser ein Korrelationskoeffizient r ermittelt:

$$r = \frac{Cov(rg_x, rg_y)}{\sigma_{rg_x} \cdot \sigma_{rg_y}}$$

Hierbei bedeutet $Cov(rg_x, rg_y)$ die Kovarianz der Rangmengen x und y und σ_{rg_x} bzw. σ_{rg_y} die Standardabweichung bezogen auf den Rangmittelwert der beiden Mengen. Für r = 1 ergibt sich damit ein direkter linearer Zusammenhang der beiden Rangmengen, r = -1 bedeutet eine umgekehrt proportionale, lineare Korrelation und für r = 0 kann keinerlei Assoziation zwischen x und y festgestellt werden. Je näher also der Wert von r bei 1 bzw. -1 liegt, desto stärker die Korrelation. Allerdings muss auch die Signifikanz dieses Zusammenhangs betrachtet werden, weshalb zusätzlich der p-Wert der Korrelation berechnet wurde. Dieser gibt an, wie wahrscheinlich es ist, dass der erhaltene r-Wert zustande kommt, wenn die Nullhypothese (= keine Korrelation der beiden Medikamente) wahr ist. Bei Werten von p < 0,05 kann man davon ausgehen, dass die Nullhypothese falsch ist und eine signifikante Korrelation der Medikamente vorliegt, bei p < 0,01 ist das Ergebnis hochsignifikant. Der Nachteil dieser Methode ist, dass der Abstand der einzelnen Messergebnisse durch die Rangliste für alle Werte gleich groß gesetzt wird.

Zusätzlich wurde noch der Mann-Whitney-U-Test durchgeführt, der die Mediane von 2 Stichproben vergleicht um festzustellen, ob es einen signifikanten Unterschied gibt. Bei diesem nichtparametrischen Test wird für die Einzelwerte der beiden Stichproben (IC-Werte von Medikament X und Y) eine gemeinsame Rangliste, beginnend mit dem kleinsten Wert erstellt. Anschließend werden X und Y wieder getrennt und der Rang (R) eines jeden Einzelwertes x_i mit dem aller Einzelwerte y_j verglichen. Die Indikatorvariable u lässt sich wie folgt berechnen:

$$u_x = \sum_{i=1}^{n_x} \sum_{j=1}^{n_y} A_{ij}$$

In der Gleichung ist A_{ij} eine Variable, die 1 gesetzt wird falls der $R(x_i) < R(y_j)$. Für den Fall dass $R(x_i) > R(y_j)$ wird $A_{ij} = 0$. u ist also die Summe der Fälle in denen der Rang eines Einzelwertes der Menge X kleiner ist als der Rang eines Wertes von Y. Obige Gleichung kann zu

$$u_x = n_x n_y + \frac{n_x(n_x + 1)}{2} - RS_x$$

umgeformt werden, mit n_x und n_y gleich der Anzahl an Messergebnissen für Medikament X bzw. Y und RS_x gleich der Summe der zugewiesenen Ränge für die x-Werte. Dementsprechend kann natürlich auch u_y berechnet werden.

Die Nullhypothese bei diesem Test sagt, dass beide Stichproben aus derselben Grundgesamtheit stammen, also kein signifikanter Unterschied besteht. Trifft diese zu, so muss der Fall $R(x_i) > R(y_j)$ gleich oft vorkommen wie $R(x_i) < R(y_j)$ und $u = 0,5 n_x n_y$, abgesehen von zufälligen Abweichungen. Um zu überprüfen wie wahrscheinlich der erhaltene u-Wert bei einer wahren Nullhypothese ist, wird auch bei diesem Test der p-Wert bestimmt. Es gilt: ist p < 0,05 kann die Nullhypothese mit signifikanter Sicherheit verworfen werden, d.h. es besteht ein signifikanter Unterschied zwischen den Medikamenten X und Y. Die Werte für u und p wurden mittels des frei zugänglichen Programms VassarStats (http://faculty.vassar.edu/lowry/VassarStats.html) berechnet.

6 Ergebnisse

Von insgesamt 46 Proben, die in die Studie aufgenommen wurden, konnten bis zu 33 (71,72%; 95% Konfidenzintervall (KI): 56-84%) erfolgreich über den ELISA-Reader ausgewertet werden. Die Patienten waren zwischen 8 und 52 Jahre alt, mit einem arithmetischen Mittelwert von 24 Jahren und einem Anteil von 6 (18%) Frauen und 27 (82%) Männern. Die Parasitendichte der erfolgreich getesteten Proben lag zwischen 961 und 86.190 Parasiten/µl, was einer Parasitämie zwischen 0,021 und 1,7% an infizierten roten Blutkörperchen (IRBC) entspricht. Das daraus errechnete geometrische Mittel betrug 8.381 Parasiten/µl (95% KI: 5.932-11.843) bzw. 0,173% (95% KI: 0,122-0,244%).

Typische Beispiele für die Regressionskurven, aus denen die IC-Werte berechnet wurden sind in den folgenden Abbildungen dargestellt. Sie wurden mit dem Programm HN-NonLin V1.1 erstellt. Abbildung 7 zeigt einen typischen sigmoiden Kurvenverlauf für Azithromycin.

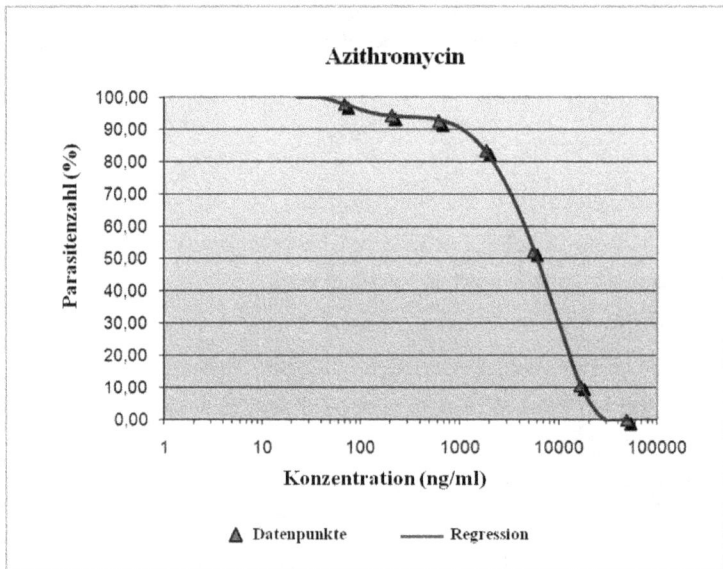

Abbildung 7: Regressionskurve für Azithromycin (Patient ARB08-007). Erstellt mittels HN-NonLin V1.1.

Die nächsten 3 Abbildungen zeigen verschiedene Kurven für Clindamycin. Am häufigsten konnte ein 2-stufiger Verlauf beobachtet werden (Abbildung 8). Ebenso gab es aber auch Kurven ohne Plateau, die einen sehr niedrigen IC_{50}-Wert aufwiesen (Abbildung 9). Der erste Messpunkt lag bei diesen Diagrammen häufig bereits bei sehr geringen Parasitenzahlen, was in der Regression bei diesen Patienten zu einem identischen IC_{50}-Wert führte (siehe Rohdaten im Anhang). Seltener wurden sigmoide Kurven, ähnlich jenen von Azithromycin beobachtet (Abbildung 10).

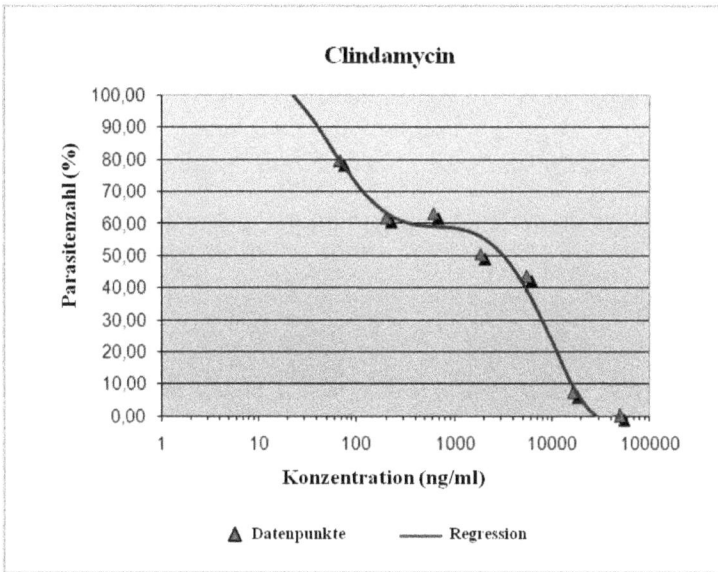

Abbildung 8: 2-stufige Regressionskurve für Clindamycin (Patient ARB08-026). Erstellt mittels HN-NonLin V1.1.

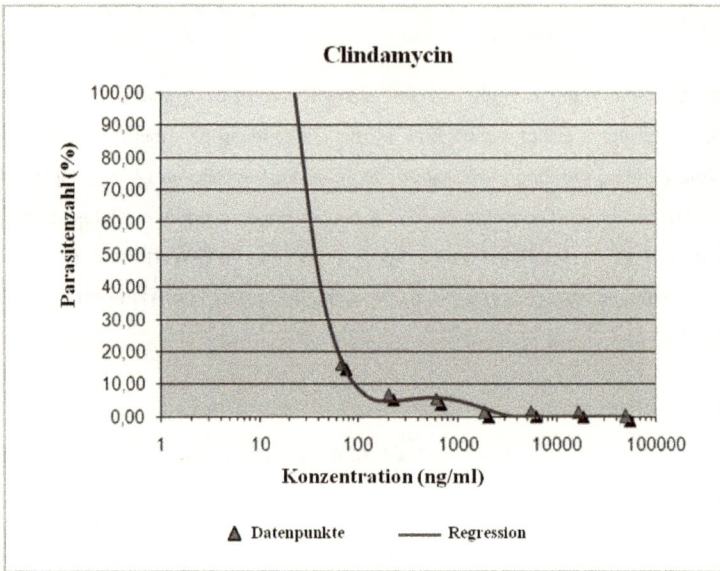

Abbildung 9: Regressionskurve mit sehr niedriger IC_{50} (Patient ARB08-044). Erstellt mittels HN-NonLin V1.1.

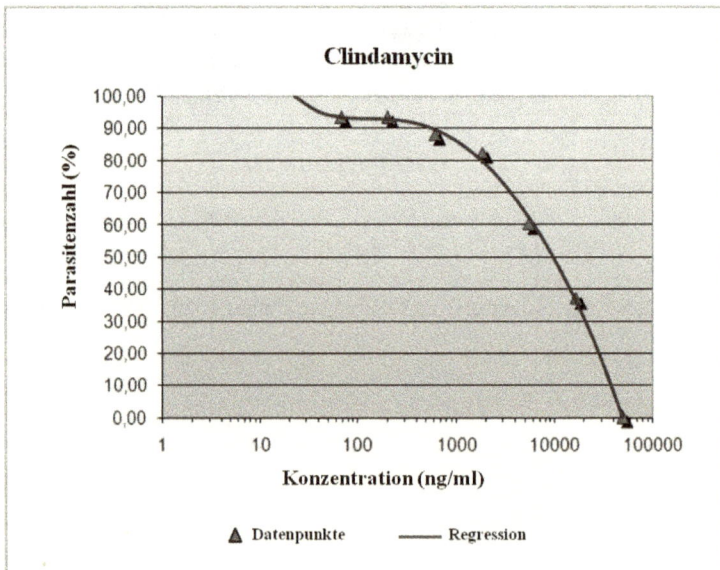

Abbildung 10: Sigmoide Regressionskurve mit hoher IC_{50} (Patient ARB08-007). Erstellt mittels HN-NonLin V1.1.

Das geometrische Mittel der 50%igen Hemmkonzentration (IC_{50}) von Azithromycin betrug 4.423,76 nmol/l (n=32; 95% KI: 2.965,19-6.599,78) und von Clindamycin 975,50 nmol/l (n=33; 95% KI: 483,13 - 1.969,69). IC_{50}, 90%ige Hemmkonzentrationen (IC_{90}) und 99%ige Hemmkonzentrationen (IC_{99}) mit den dazugehörigen Konfidenzintervallen aller getesteten Medikamente sind in Tabelle 3 aufgelistet. Abbildung 11 zeigt zudem einen übersichtlicheren Vergleich dieser Konzentrationen zueinander.

Medikament	Hemmkonzentrationen in nmol/l (95% KI)		
	IC_{50}	IC_{90}	IC_{99}
AZI (n=32)	4.423,76 (2.965,19 - 6.599,78)	18.452,50 (13.430,47 - 25.352,41)	26.087,91 (18.453,94 - 36.879,87)
CLM (n=33)	975,50 (483,13 - 1.969,69)	14.689,58 (7.772,33 - 27.763,07)	42.127,66 (30.188,08 - 58.789,43)
ART (n=31)	4,43 (3,34 - 5,87)	16,53 (11,06 - 24,72)	24,89 (26,25 - 38,12)
AS (n=31)	1,56 (1,19 - 2,05)	4,67 (3,41 - 6,40)	5,75 (4,08 - 8,09)
DHA (n=32)	1,08 (0,83 - 1,40)	3,00 (2,10 - 4,27)	3,85 (2,63 - 5,63)
MEF (n=32)	14,49 (9,45 - 22,21)	70,59 (49,82 - 100,01)	118,17 (86,18 - 162,03)
QNN (n=32)	126,20 (89,95 - 177,04)	557,16 (426,55 - 727,76)	897,55 (682,31 - 1.180,69)
CHL (n=32)	101,94 (74,33 - 139,81)	387,77 (269,91 - 557,08)	525,77 (364,04 - 759,35)

Tabelle 3: Geometrische Mittel von Hemmkonzentrationen verschiedener Medikamente gegen *Plasmodium falciparum*. AZI = Azithromycin, CLM = Clindamycin, ART = Artemisinin, AS = Artesunat, DHA = Dihydroartemisinin, MEF = Mefloquin, QNN = Chinin, CHL = Chloroquin.

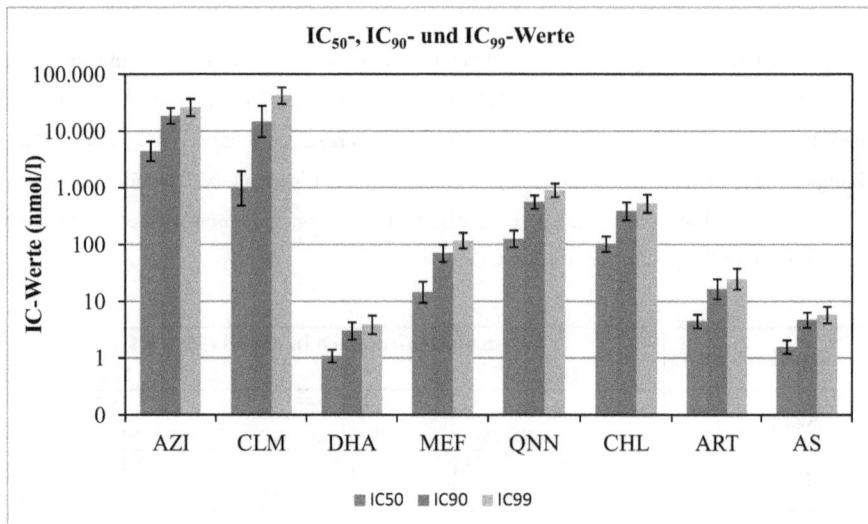

Abbildung 11: IC_{50}, IC_{90} und IC_{99} aller getesteten Medikamente mit Konfidenzintervallen.

Um die Verteilung der einzelnen Messwerte um das geometrische Mittel übersichtlich darzustellen wurden Scatterplots für die IC_{50}- (Abbildung 12) und IC_{90}-Werte (Abbildung 13) aller Medikamente angefertigt. Wie aus den Diagrammen hervorgeht konnten Streuungen der Hemmkonzentrationen über teilweise 3 Größenordnungen beobachtet werden (CLM).

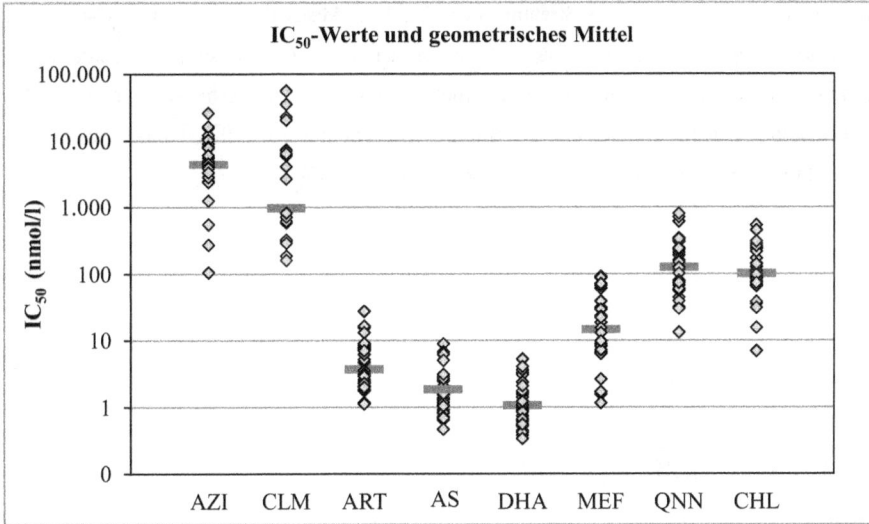

Abbildung 12: IC_{50}-Werte aller Medikamente mit geometrischem Mittel (rot).

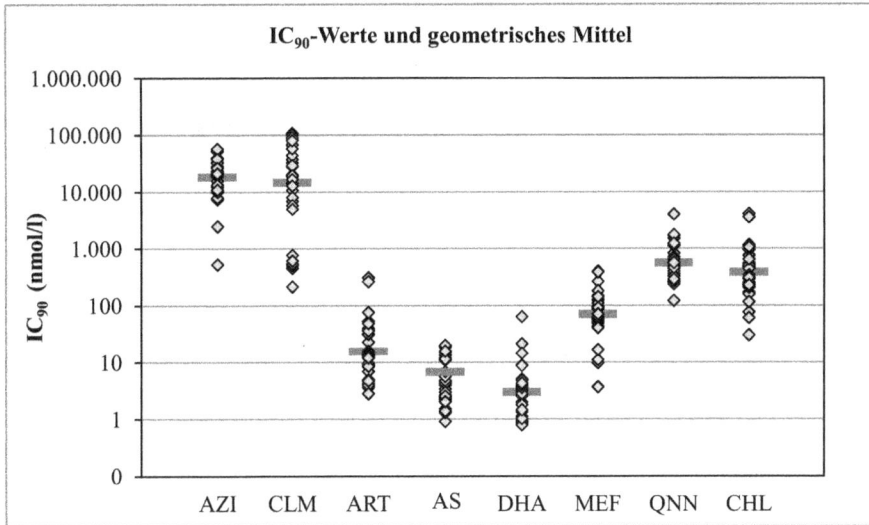

Abbildung 13: IC_{90}-Werte aller Medikamente mit geometrischem Mittel (rot).

Eine weitere Möglichkeit die Streuung der einzelnen Messwerte zu beurteilen stellt eine Variationsanalyse dar (Abbildung 14). Zwar ist eine arithmetische Betrachtung bei mikrobiologischen Wachstumsprozessen nicht optimal, da sie sehr sensitiv gegenüber Ausreißern ist, jedoch bietet das Diagramm trotzdem die Möglichkeit einer qualitativen Betrachtung des Streuungsverhaltens der einzelnen Wirkstoffe.

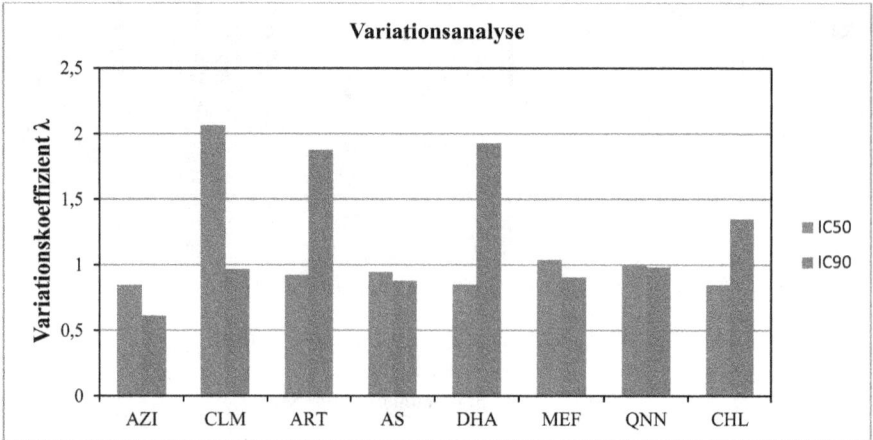

Abbildung 14: Variationskoeffizient λ der IC_{50}- und IC_{90}-Werte der verschiedenen Medikamente.

Der Inoculum Effekt ist ein Phänomen, das bei *in-vitro* Tests auftreten kann und durch einen signifikanten Anstieg der Hemmkonzentration mit steigender Parasitenzahl gekennzeichnet ist. Er wird häufig bei β-Laktam Antibiotika in Abhängigkeit der β-Laktamase-Produktion von bestimmten Bakterien beobachtet.

Durch Spearman-Korrelationsanalysen kann festgestellt werden, ob es einen signifikanten Zusammenhang zwischen IC-Wert und Parasitenkonzentration (Parasiten/µl) gibt (Tabelle 4). Für Azithromycin (IC_{50}: r = 0,299; p = 0,096; n = 32; IC_{90}: r = -0,031; p = 0,866; n = 0 32) und Clindamycin (IC_{50}: r = 0,027; p = 0,882; n = 33; IC_{90}: r = 0,079; p = 0,663; n = 33) konnte kein Hinweis auf eine signifikante Korrelation gefunden werden, was darauf schließen lässt, dass der Inoculum Effekt keine Auswirkung auf die Ergebnisse hat. Mit Ausnahme von Mefloquin (IC_{50}: r = 0,523; p = 0,002; n = 32) zeigen auch die anderen getesteten Medikamente keine Korrelation.

	AZI	CLM	ART	AS	DHA	MEF	QNN	CHL
IC_{50}	n = 32	n = 33	n = 31	n = 31	n = 32	**n = 32**	n = 32	n = 32
	r = 0,299	r = 0,027	r = 0,331	r = 0,245	r = 0,259	**r = 0,523**	r = 0,081	r = 0,305
	p = 0,096	p = 0,882	p = 0,069	p = 0,184	p = 0,153	**p = 0,002**	p = 0,658	p = 0,089
IC_{90}	n = 32	n = 33	n = 31	n = 31	n = 32	n = 32	n = 32	n = 32
	r = -0,031	r = 0,079	r = 0,157	r = 0,208	r = 0,156	r = 0,227	r = -0,292	r = -0,043
	p = 0,866	p = 0,663	p = 0,399	p = 0,260	p = 0,393	p = 0,211	p = 0,105	p = 0,814

Tabelle 4: Korrelation der Parasitenzahl mit den IC-Werten der getesteten Medikamente. n = Anzahl der Messwerte, r = Korrelationskoeffizient, p = Signifikanz.

Die IC_{50}- (Tabelle 5) und IC_{90}-Werte (Tabelle 6) von allen getesteten Medikamenten wurden durch eine nichtparametrische Analyse nach Spearman korreliert, um zu klären, ob ähnliche Wirkmechanismen vorliegen und es somit zu Kreuzsensitivität bzw. Kreuzresistenz kommen könnte.

IC_{50}	AZI	CLM	ART	AS	DHA	MEF	QNN	CHL
AZI		n = 32 r = 0,322 p = 0,072	n = 31 r = 0,135 p = 0,469	n = 31 r = 0,252 p = 0,172	n = 32 r = 0,254 p = 0,161	n = 32 r = 0,328 p = 0,067	n = 32 r = 0,240 p = 0,186	n = 32 r = 0,062 p = 0,735
CLM	n = 32 r = 0,322 p = 0,072		n = 31 r = 0,259 p = 0,159	n = 31 r = 0,427 p = 0,017	n = 32 r = 0,541 p = 0,001	n = 32 r = 0,132 p = 0,471	n = 32 r = 0,275 p = 0,128	n = 32 r = 0,275 p = 0,128
ART	n = 31 r = 0,135 p = 0,469	n = 31 r = 0,259 p = 0,159		n = 31 r = 0,647 p = 0,000	n = 31 r = 0,595 p = 0,000	n = 31 r = 0,509 p = 0,003	n = 31 r = 0,670 p = 0,000	n = 31 r = 0,417 p = 0,020
AS	n = 31 r = 0,252 p = 0,172	n = 31 r = 0,427 p = 0,017	n = 31 r = 0,647 p = 0,000		n = 31 r = 0,885 p = 0,000	n = 31 r = 0,463 p = 0,009	n = 31 r = 0,518 p = 0,003	n = 31 r = 0,554 p = 0,001
DHA	n = 32 r = 0,254 p = 0,161	n = 32 r = 0,541 p = 0,001	n = 31 r = 0,595 p = 0,000	n = 31 r = 0,885 p = 0,000		n = 32 r = 0,439 p = 0,012	n = 32 r = 0,424 p = 0,015	n = 32 r = 0,508 p = 0,003
MEF	n = 32 r = 0,328 p = 0,067	n = 32 r = 0,132 p = 0,471	n = 31 r = 0,509 p = 0,003	n = 31 r = 0,463 p = 0,009	n = 32 r = 0,439 p = 0,012		n = 32 r = 0,355 p = 0,046	n = 32 r = 0,102 p = 0,578
QNN	n = 32 r = 0,240 p = 0,186	n = 32 r = 0,275 p = 0,128	n = 31 r = 0,670 p = 0,000	n = 31 r = 0,518 p = 0,003	n = 32 r = 0,424 p = 0,015	n = 32 r = 0,355 p = 0,046		n = 32 r = 0,190 p = 0,299
CHL	n = 32 r = 0,062 p = 0,735	n = 32 r = 0,275 p = 0,128	n = 31 r = 0,417 p = 0,020	n = 31 r = 0,554 p = 0,001	n = 32 r = 0,508 p = 0,003	n = 32 r = 0,102 p = 0,578	n = 32 r = 0,190 p = 0,299	

Tabelle 5: Korrelation der IC_{50}-Werte aller getesteten Medikamente. n = Anzahl der Messwerte, r = Korrelationskoeffizient, p = Signifikanz.

Die 50%igen Hemmkonzentrationen von Clindamycin zeigen eine signifikante Korrelation mit jenen von Artesunat (r = 0,427; p = 0,017; n = 31) und Dihydroartemisinin (r = 0,541; p = 0,001; n = 32; siehe auch Abbildung 17).

Ansonsten konnten keine signifikanten Korrelationen zwischen den beiden Antibiotika und den getesteten Standardmitteln nachgewiesen werden, was auf einen unterschiedlichen Wirkmechanismus schließen lässt. Nicht ungewöhnlich sind daher die signifikanten

Korrelationen der Standardmittel untereinander, mit hoch signifikanten Werten zwischen Artemisinin und Artesunat (r = 0,647; p = 0,000; n = 31), Artemisinin und Dihydroartemisinin (r = 0,595; p = 0,000; n = 31), Artemisinin und Chinin (r = 0,670; p = 0,000; n = 31) und Artesunat und Dihydroartemisinin (r = 0,885; p = 0,000; n = 31).

IC_{90}	AZI	CLM	ART	AS	DHA	MEF	QNN	CHL
AZI		n = 32 r = 0,461 p = 0,008	n = 31 r = 0,179 p = 0,335	n = 31 r = 0,079 p = 0,674	n = 32 r = 0,290 p = 0,107	n = 32 r = 0,185 p = 0,311	n = 32 r = 0,168 p = 0,357	n = 32 r = 0,042 p = 0,820
CLM	n = 32 r = 0,461 p = 0,008		n = 31 r = 0,135 p = 0,467	n = 31 r = 0,258 p = 0,161	n = 32 r = 0,377 p = 0,033	n = 32 r = 0,174 p = 0,340	n = 32 r = 0,062 p = 0,736	n = 32 r = 0,087 p = 0,635
ART	n = 31 r = 0,179 p = 0,335	n = 31 r = 0,135 p = 0,467		n = 31 r = 0,440 p = 0,013	n = 31 r = 0,625 p = 0,000	n = 31 r = 0,461 p = 0,009	n = 31 r = 0,353 p = 0,052	n = 31 r = 0,471 p = 0,007
AS	n = 31 r = 0,079 p = 0,674	n = 31 r = 0,258 p = 0,161	n = 31 r = 0,440 p = 0,013		n = 31 r = 0,815 p = 0,000	n = 31 r = 0,273 p = 0,137	n = 31 r = 0,325 p = 0,074	n = 31 r = 0,592 p = 0,000
DHA	n = 32 r = 0,290 p = 0,107	n = 32 r = 0,377 p = 0,033	n = 31 r = 0,625 p = 0,000	n = 31 r = 0,815 p = 0,000		n = 32 r = 0,377 p = 0,033	n = 32 r = 0,342 p = 0,055	n = 32 r = 0,605 p = 0,000
MEF	n = 32 r = 0,185 p = 0,311	n = 32 r = 0,174 p = 0,340	n = 31 r = 0,461 p = 0,009	n = 31 r = 0,273 p = 0,137	n = 32 r = 0,377 p = 0,033		n = 32 r = 0,334 p = 0,061	n = 32 r = 0,109 p = 0,552
QNN	n = 32 r = 0,168 p = 0,357	n = 32 r = 0,062 p = 0,736	n = 31 r = 0,353 p = 0,052	n = 31 r = 0,325 p = 0,074	n = 32 r = 0,342 p = 0,055	n = 32 r = 0,334 p = 0,061		n = 32 r = 0,198 p = 0,278
CHL	n = 32 r = 0,042 p = 0,820	n = 32 r = 0,087 p = 0,635	n = 31 r = 0,471 p = 0,007	n = 31 r = 0,592 p = 0,000	n = 32 r = 0,605 p = 0,000	n = 32 r = 0,109 p = 0,552	n = 32 r = 0,198 p = 0,278	

Tabelle 6: Korrelation der IC_{90}-Werte aller getesteten Medikamente. n = Anzahl der Messwerte, r = Korrelationskoeffizient, p = Signifikanz.

Bei der Betrachtung der 90%igen Hemmkonzentrationen konnte eine signifikante Korrelation zwischen Azithromycin und Clindamycin (r = 0,461; p = 0,008; n = 32; siehe auch Abbildung 15) festgestellt werden, was durch ihren vermutlich ähnlichen Wirkmechanismus auf den Parasiten nicht überraschend ist.

Des Weiteren ist, wie schon bei den IC_{50}-Werten (Tabelle 5), eine Korrelation zwischen Clindamycin und Dihydroartemisinin erkennbar (r = 0,377; p = 0,033; n = 32). Ebenso konnten zahlreiche Assoziationen zwischen den etablierten Standardmalariamedikamenten untereinander belegt werden.

Nachfolgend sind einige Korrelationsdiagramme zur besseren Veranschaulichung des vorhandenen oder nicht vorhandenen Zusammenhangs der Wirkstoffe dargestellt.

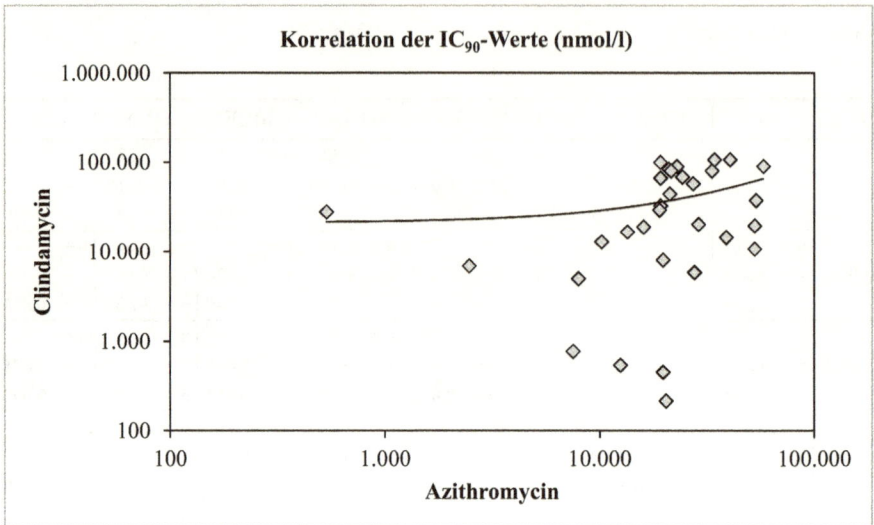

Abbildung 15: Korrelation der IC_{90}-Werte von Azithromycin und Clindamycin (r = 0,461; p = 0,008; n = 32).

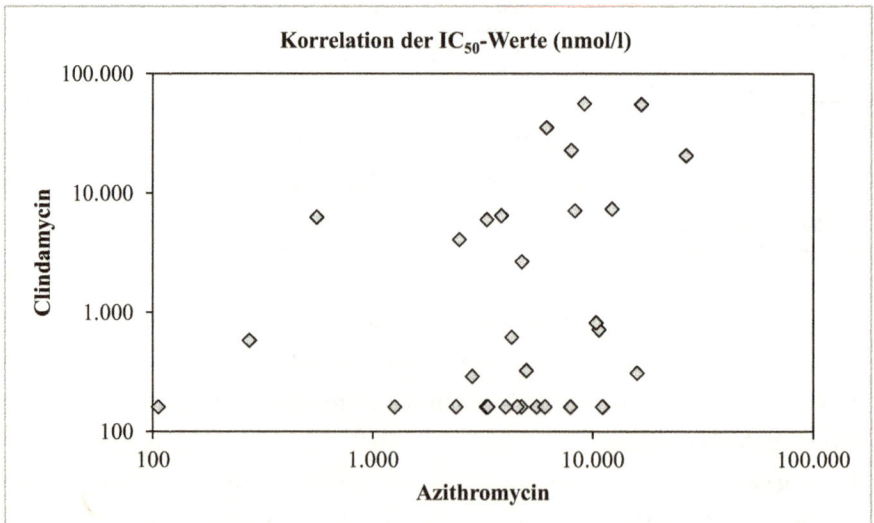

Abbildung 16: Annähernd signifikante Korrelation der IC_{50}-Werte von Azithromycin und Clindamycin (r = 0,322; p = 0,072; n = 32).

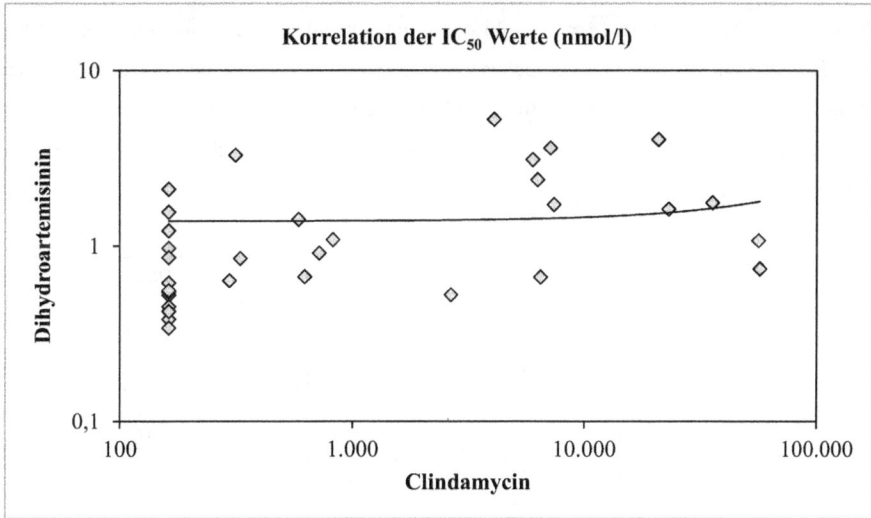

Abbildung 17: Korrelation der IC$_{50}$-Werte von Clindamycin und Dihydroartemisinin (r = 0,541; p = 0,001; n = 32).

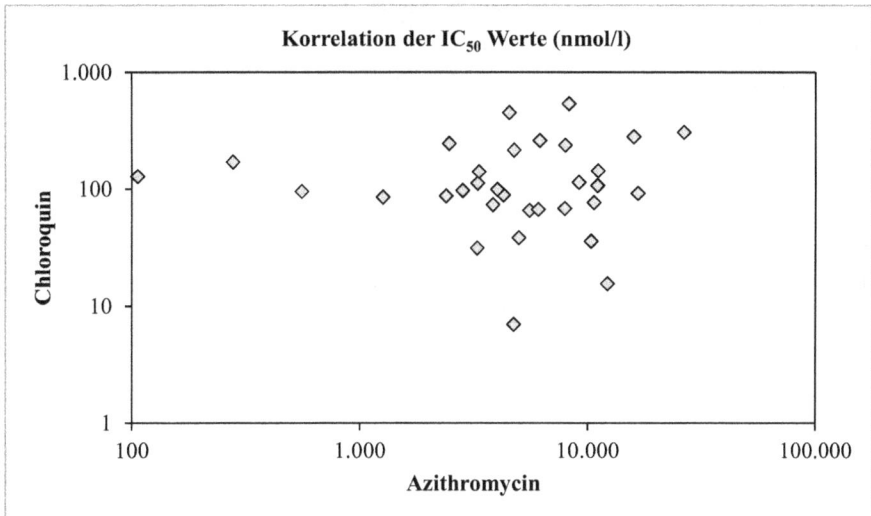

Abbildung 18: Keine Korrelation der IC$_{50}$-Werte von Azithromycin und Chloroquin (r = 0,062; p = 0,735; n = 32).

Die Ergebnisse des Mann-Whitney-U-Tests sind in Tabelle 1 aufgelistet. Es wurden die IC_{50}-Werte der beiden getesteten Antibiotika untereinander und mit den etablierten Standardmalariamedikamenten verglichen. Wie ganz klar aus der Tabelle hervorgeht zeigen lediglich Chloroquin und Chinin (u = 482; p = 0,6965; n = 32) keinen signifikanten Unterschied in den IC_{50}s. Für alle anderen Kombinationen kann die Nullhypothese klar verworfen werden.

IC_{50}	AZI	CLM	ART	AS	DHA	MEF	QNN	CHL
AZI		n = 32 u = 225 p = 0,0001	n = 31 u = 0 p = 0,0001	n = 31 u = 0 p = 0,0001	n = 32 u = 0 p = 0,0001	n = 32 u = 0 p = 0,0001	n = 32 u = 15 p = 0,0001	n = 32 u = 11 p = 0,0001
CLM	n = 32 u = 225 p = 0,0001		n = 31 u = 0 p = 0,0001	n = 31 u = 0 p = 0,0001	n = 32 u = 0 p = 0,0001	n = 32 u = 0 p = 0,0001	n = 32 u = 187 p = 0,0001	n = 32 u = 160 p = 0,0001
ART	n = 31 u = 0 p = 0,0001	n = 31 u = 0 p = 0,0001		n = 31 u = 244 p = 0,0009	n = 31 u = 103 p = 0,0001	n = 31 u = 144 p = 0,0001	n = 31 u = 1 p = 0,0001	n = 31 u = 4 p = 0,0001
AS	n = 31 u = 0 p = 0,0001	n = 31 u = 0 p = 0,0001	n = 31 u = 244 p = 0,0009		n = 31 u = 253 p = 0,0014	n = 31 u = 63 p = 0,0001	n = 31 u = 0 p = 0,0001	n = 31 u = 0 p = 0,0001
DHA	n = 32 u = 0 p = 0,0001	n = 32 u = 0 p = 0,0001	n = 31 u = 103 p = 0,0001	n = 31 u = 253 p = 0,0014		n = 32 u = 27 p = 0,0001	n = 32 u = 0 p = 0,0001	n = 32 u = 0 p = 0,0001
MEF	n = 32 u = 0 p = 0,0001	n = 32 u = 0 p = 0,0001	n = 31 u = 144 p = 0,0001	n = 31 u = 63 p = 0,0001	n = 32 u = 27 p = 0,0001		n = 32 u = 89 p = 0,0001	n = 32 u = 66 p = 0,0001
QNN	n = 32 u = 15 p = 0,0001	n = 32 u = 187 p = 0,0001	n = 31 u = 1 p = 0,0001	n = 31 u = 0 p = 0,0001	n = 32 u = 0 p = 0,0001	n = 32 u = 89 p = 0,0001		n = 32 u = 482 p = 0.6965
CHL	n = 32 u = 11 p = 0,0001	n = 32 u = 160 p = 0,0001	n = 31 u = 4 p = 0,0001	n = 31 u = 0 p = 0,0001	n = 32 u = 0 p = 0,0001	n = 32 u = 66 p = 0,0001	n = 32 u = 482 p = 0,6965	

Tabelle 7: Vergleich der IC_{50}-Werte aller getesteten Medikamente nach dem Mann-Whitney-U-Test. n = Anzahl der Messwerte, u = Indikatorvariable, p = Signifikanz.

Der Vergleich der IC_{90}-Werte von Azithromycin mit jenen von Clindamycin nach dem Mann-Whitney-U-Verfahren ergibt die Werte von u = 417 und p = 0,2041 bei n = 32. Das bedeutet, dass für die IC_{90}-Werte dieser Substanzen kein signifikanter Unterschied gefunden werden kann, wohl aber für die IC_{50}s (Tabelle 7).

Für Azithromycin und Clindamycin wurde bereits früher beschrieben, dass sie ihre volle Wirkung erst nach dem ersten erythrozytären Zyklus des Parasiten entfalten (delayed death, Kapitel 4.2.3). Bei 3 Patienten wurden daher bereits nach 24 Stunden mittels WHO Mark II Microtest [33] IC-Werte ermittelt. Es konnte festgestellt werden, dass bei 24 Stunden Inkubation der durchschnittliche IC_{50}-Wert von Azithromycin um den Faktor 37 höher ist als bei 72-stündiger Kultur. Bei Clindamycin beträgt der Faktor sogar 110. Dies deutet auf eine verzögerte Wirkung der beiden Antibiotika hin. In Abbildung 19 sind neben den durchschnittlichen IC_{50}-Werten auch jene für IC_{90} und IC_{99} nach 72 Stunden Kultur im Vergleich zu jenen nach 24 Stunden dargestellt.

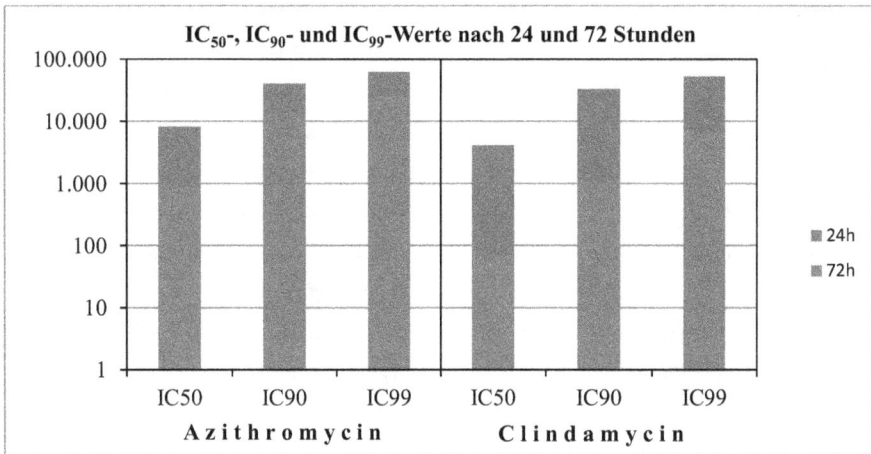

Abbildung 19: Geometrische Mittel der IC_{50}-, IC_{90}- und IC_{99}-Werte nach 24 und 72 Stunden Inkubation.

7 Diskussion

Seit Jahrtausenden ist Malaria ein ständiger Begleiter der Menschheit in den Tropen. Durch den medizinischen Fortschritt konnten allerdings zu Beginn und v.a. ab Mitte des 20. Jahrhunderts große Fortschritte im Kampf gegen die Infektion erzielt werden. Durch den massiven Einsatz des Insektizids Dichlordiphenyltrichlorethan (DDT) zusammen mit der systematischen Trockenlegung von Sumpfgebieten und dem zunächst äußerst wirksamen Malariamedikament Chloroquin, das ab dem 2. Weltkrieges Chinin ablöste, sank die Anzahl an Malariatoten ständig. Bis in die 1970er Jahre war man davon überzeugt, die Krankheit weltweit ausrotten zu können. Doch schon bald zeigten sich erste Resistenzen, sowohl der *Anopheles* Mücke gegen DDT als auch der Plasmodien und im Speziellen von *P.f.* gegen Chloroquin und die Zahl der Menschen, die Malaria zum Opfer fielen begann wieder zu steigen. Das machte die Entwicklung neuer Medikamente nötig, um den Kampf gegen Malaria aufrecht erhalten zu können. Besonders Artemisinin, das bereits Anfang der 1970er Jahre in China entdeckt wurde, aber erst rund 20 Jahre später auf den westlichen Markt kam [34], zeigte sich besonders vielversprechend, da es einen völlig anderen Wirkmechanismus als Chloroquin besitzt. Jedoch wurden auch für diesen Wirkstoff, wie für alle anderen bisher entwickelten Monopräparate, mittlerweile erste Resistenzen im Grenzgebiet zwischen Kambodscha und Thailand nachgewiesen [11]. Heute liegt das Hauptaugenmerk in der Malariatherapie daher darin, neue Resistenzbildung zu unterbinden bzw. zu verzögern und bestehende Resistenzen an deren Ausbreitung zu hindern.

Die Entwicklung und Markteinführung neuer Medikamente ist ein äußerst teurer und zeitaufwändiger Prozess und so ging die Zulassung neuer Wirkstoffe in den letzten Jahrzehnten ständig zurück. Das Kombinationspräparat Malarone®, bestehend aus Proguanil und Atovaquon, stellt eines der wenigen neu zugelassenen Medikamente dar. Es ist allerdings durch die hohen Kosten in seiner Anwendung sehr stark limitiert und wird v.a. als Prophylaxe verwendet. Außerdem verstärken sich die beiden Substanzen lediglich in ihrer Wirkung und zeigen somit einen ähnlichen Wirkmechanismus, was die Resistenzentwicklung im Vergleich zu Einzelpräparaten möglicherweise sogar erleichtert. Auch gegen Atovaquon wurden bereits erste Resistenzen nachgewiesen [35].

Wesentlich schneller und günstiger lassen sich Kombinationstherapien aus bereits zugelassenen Medikamenten entwickeln. Durch einen möglichst unterschiedlichen Kombinationspartner können auch ältere Wirkstoffe wie Chinin wieder eingesetzt werden. Sehr erfolgversprechend sind Artemisinin-Kombinations-Therapien (ACT), die seit 2004 von der WHO vielerorts als first-line-Therapie zur Behandlung der unkomplizierten Malaria empfohlen werden. Besonders gut als neue Kombinationspartner eignen sich bereits bekannte Antibiotika wie Azithromycin, Clindamycin, Doxycyclin, Tigecyclin oder Tetracyclin. Sie haben den Vorteil einer im Allgemeinen sehr guten Verträglichkeit, verschiedenartiger Wirkmechanismen im Gegensatz zu Artemisinin, und oftmals langer Halbwertszeiten, was zu einer Verbesserung der Compliance führt. Außerdem wurden bisher noch keine Resistenzen gegen diese Antibiotika nachgewiesen. Die meisten Antibiotika-Artemisinin-Kombinationen befinden sich allerdings noch in der Testphase. Das große Interesse an Azithromycin und Clindamycin liegt insbesondere an deren, im Gegensatz zu Doxycyclin, unbedenklichen Einsatzmöglichkeit in der Schwangerschaft und bei Kindern. Chinin-Clindamycin-Präparate werden daher bereits zur Behandlung von an Malaria erkrankten Schwangeren eingesetzt [21], [18].

Azithromycin zeichnet sich durch seine besonders gute Verträglichkeit aus, außerdem ist es günstig herzustellen und auch in abgelegenen Regionen leicht verfügbar. Die hohe Halbwertszeit vereinfacht zudem die Therapie. Die bereits berichtete verzögerte Wirkung auf den Parasiten [26] konnte in dieser Studie durch den Vergleich der IC-Werte nach 24- bzw. 72-stündiger Kultivierung bestätigt werden (Abbildung 19). Auch wenn für diesen Test lediglich 3 Proben zur Verfügung standen und somit das Ergebnis statistisch nicht besonders gut abgesichert ist, zeigen die um den Faktor 37 größeren IC_{50}-Werte nach 24-stündiger Inkubation einen Trend in Richtung einer langsamen Wirkweise des Antibiotikums.
Der gefundene IC_{50}-Wert für Azithromycin betrug 4.423,76 nmol/l (95% KI: 2.965,19-6.599,78 nmol/l). Dieser Wert liegt in derselben Größenordnung wie der 2007 für Thailand publizierte IC_{50}-Wert von 2.570,3 ng/ml (95% KI: 2.175,58-3.036,58) [5], was 3.432,19 nmol/l (95% KI: 2.905,11-4.054,83 nmol/l) entspricht. Auch der ebenfalls 2007 gemessene Wert für Bangladesch von 3.444,34 nmol/l (95% KI: 2.485,55-4.772,99 nmol/l) [36] lässt sich mit dem Ergebnis dieser Studie vergleichen. Die antiparasitäre Wirkung von Azithromycin in *in-vitro* Versuchen kann somit bestätigt werden.

Clindamycin ist ebenfalls gut verträglich, hat aber eine geringere Halbwertszeit als Azithromycin. Die Wirkung auf *P.f.* allein und in Kombination wurde bereits des Öfteren in der Literatur beschrieben [21], [22]. Seit den 1970er Jahren wurde es als mögliches Antimalariamittel getestet. Kombinationen von Chloroquin und Chinin mit Clindamycin werden bereits eingesetzt und sind v.a. für den Einsatz bei Schwangeren interessant. Auch

Clindamycin zeigt einen delayed death Effekt (Kapitel 4.2.3), der in dieser Studie durch den Vergleich der IC-Werte von 3 Proben nach 24 bzw. 72 Stunden Inkubationszeit bestätigt werden konnte. Die IC_{50} der lediglich 24 Stunden inkubierten Proben war im Mittel um den Faktor 110 höher. Wie für Azithromycin gilt auch hier, dass dieses Ergebnis aufgrund der kleinen Probenmenge nicht überbewertet werden darf, aber ein qualitativer Trend kann dennoch festgestellt werden.

Clindamycin zeigte einen gemittelten IC_{50}-Wert von 975,50 nmol/l (95% KI: 483,13-1.969,69 nmol/l). Im Vergleich zu dem 2003 in Gabun gemessenen Wert von 82,14 nmol/l (95% KI: 25,97-270,27 nmol/l) [4] gibt das eine etwa 10fach höhere Konzentration. Ein Charakteristikum von Clindamycin *in-vitro* ist, dass es oft eine zweistufige Hemmung zeigt. Je nach Ablesung der IC_{50}s in der 1. oder 2. Stufe könnten sich theoretisch daraus die gravierenden Unterschiede ergeben [H. Noedl, persönliche Kommunikation]. Die Abbildungen 8-10 zeigen, dass die Regressionskurven für die Wirkung von Clindamycin sehr unterschiedliche Formen annahmen. Häufig konnten tatsächlich 2 durch ein Plateau getrennte Hemmstufen beobachtet werden (Abbildung 8). Die erste setzte bereits bei sehr geringen Konzentrationen ein, während für die 2. Stufe wesentlich höhere Konzentrationen nötig waren. Es hat den Anschein als ob die Parasiten einiger Proben sehr stark auf die 1. Stufe reagierten (Abbildung 9). Somit konnten weder ein Plateau noch eine 2. Stufe im Diagramm gesehen werden und es wurden sehr niedrige IC_{50}-Werte gemessen. Eventuell spielt eine zu hohe Dosierung des Antibiotikums in diesen Fällen eine Rolle und führt zu derart niedrigen Werten. Seltener konnte ein sigmoider Kurvenverlauf wie in Abbildung 10 beobachtet werden. Eine mögliche Erklärung dafür wäre, dass die erste Hemmstufe keine Wirkung auf die Parasiten zeigt und erst durch Erreichen der 2. Stufe die antiparasitäre Wirkung erzielt wird. Ein weiteres Indiz für verschiedene Sensitivitäten der Parasiten liegt in der Tatsache, dass das Plateau in der Regressionskurve bei sehr unterschiedlichen Parasitenzahlen und Konzentrationen gefunden werden konnte. Außer den in Gabun gemessenen Werten konnten keine in Inkubationszeit und Parasitenart vergleichbaren Werte gefunden werden.

Die Bestimmung des Variationskoeffizienten für die IC-Werte (Abbildung 14) ergab in etwa vergleichbare Werte für alle getesteten Substanzen. Allerdings kam es bei Clindamycin, Artemisinin und Dihydroartemisinin zu um den Faktor 2 größeren Variationskoeffizienten für die IC_{50}- bzw. IC_{90}-Werte und damit zu einer größeren Streuung um den Mittelwert. Natürlich ist eine arithmetische Betrachtungsweise in Anbetracht des hier vorliegenden mikrobiologischen (exponentiellen) Wachstumsprozesses nicht optimal und eine quantitative

Aussage lässt sich daraus nicht treffen. Trotzdem ist eine Abschätzung darüber, ob es bei einzelnen Wirkstoffen und/oder IC-Werten zu wesentlich größeren Streuungen gekommen ist, möglich. Besonders interessant ist die Tatsache, dass sowohl bei Azithromycin als auch bei Clindamycin der Variationskoeffizient bei den IC_{50}-Werten wesentlich höher ist als bei IC_{90}, während die Standardmalariamittel vergleichbare oder teils sogar wesentlich höhere Streuungen bezüglich der IC_{90} zeigen. Die insgesamt höhere Streuung von Clindamycin deutet auf stark unterschiedliche Sensibilitäten der Plasmodien bezüglich Clindamycin hin, was gut zu den bereits angesprochenen beobachteten 2 Stufen in der Wirkung des Antibiotikums passt. Durch die stark variierende Lage des Plateaus kommt es natürlich auch zu einer sehr starken Variation der IC_{50}s. Azithromycin scheint im Vergleich dazu deutlich konstanter zu wirken.

Die Korrelation der Parasitendichte mit den IC_{50}- und IC_{90}-Werten erlaubt eine Aussage darüber, ob es bei sehr hoher Parasitämie zu einem überproportionalen Anstieg der IC-Werte kommt (Inoculum-Effekt), was unter Umständen zu falschen Schlussfolgerungen über Resistenzen führen kann. In dieser Studie konnte lediglich für die IC_{50} von Mefloquin eine signifikante Korrelation gefunden werden (Tabelle 4). Für Mefloquin wurde bereits zuvor ein Inoculum-Effekt beschrieben [37], weshalb dieses Ergebnis nicht überrascht. Sämtliche anderen Wirkstoffe zeigten keine Korrelation, was die gefundenen IC-Werte in ihrer Signifikanz aufwertet.

Korrelationsanalysen der beiden Antibiotika mit den Standardmalariamedikamenten Artemisinin, Artesunat, Dihydroartemisinin, Mefloquin, Chinin und Chloroquin (Tabelle 5 und Tabelle 6) zeigten für Azithromycin wie erwartet keine signifikanten Verbindungen, was der Vermutung eines andersartigen Wirkmechanismus zusätzliches Gewicht verleiht. Überraschenderweise konnten allerdings signifikante Assoziationen für die IC_{50}-Werte von Clindamycin mit jenen von Artesunat und Dihydroartemisinin gefunden werden. In der Literatur konnte bisher kein Zusammenhang zwischen Clindamycin und konventionellen Antimalariamedikamenten nachgewiesen werden [4]. Da die Wirkweise von Clindamycin auf den Parasiten noch nicht vollständig geklärt ist, könnte die Korrelation mit Artesunat (p = 0,017) und Dihydroartemisinin (p = 0,001) einen Hinweis auf einen verwandten oder sich zumindest im Ergebnis ähnlich niederschlagenden Wirkmechanismus geben. Viel wahrscheinlicher ist allerdings, dass Artefakte oder die 2-stufige Hemmung des Clindamycins (Abbildung 8) eine Korrelation vortäuschen. Die plötzlich fehlende signifikante Korrelation zwischen Clindamycin und Artesunat (p = 0,161) bei der IC_{90} kann als weiterer Hinweis dafür aufgefasst werden. Zur eindeutigen Beantwortung dieser Fragestellung sind allerdings noch weitere, tiefgreifende Tests nötig.

Die Korrelation der IC_{90}-Werte von Azithromycin mit jenen von Clindamycin (p = 0,008; Abbildung 15) gibt ein Indiz auf einen ähnlichen Wirkmechanismus. Da beide Antibiotika ähnlich in ihrer Wirkung gegen Bakterien sind, ist ein vergleichbarer Ansatzpunkt im Angriff auf *P.f.* naheliegend [26] und das erhaltene Ergebnis durchaus plausibel. Erwartungsgemäß konnten auch zahlreiche Korrelation zwischen den Standardsubstanzen gesehen werden, was in Anbetracht der Tatsache, dass es sich beispielweise bei Artemisinin, Artesunat und Dihydroartemisinin um strukturell sehr verwandte Wirkstoffe handelt ein logisches Ergebnis ist.

Bei Betrachtung der IC_{50}s durch Anwendung des Mann-Whitney-U-Tests konnte bestätigt werden, dass zwischen allen getesteten Medikamenten ein signifikanter Unterschied in den Medianen besteht. Einzige Ausnahme stellen Chinin und Chloroquin dar (p = 0,6965; Tabelle 7), was auf deren sehr ähnliche Wirkweise zurückzuführen ist. Wie zu erwarten gab es deutliche Unterschiede zwischen den Antibiotika und den konventionellen Wirkstoffen. Bei Differenzen im geometrischen Mittel von teilweise 3 Größenordnungen zwischen Antibiotika und Standardmitteln sind signifikante Unterschiede auch durchaus einleuchtend. Besonders auffällig war die Tatsache, dass es zwischen Azithromycin und Clindamycin zwar bei Betrachtung der IC_{50}s einen signifikanten Unterschied gab (p = 0,0001), jedoch nicht bei den IC_{90} (p = 0,2041). Erneut kann das über die bereits mehrfach erwähnte 2-stufige Wirkung des Clindamycins erklärt werden.

Durch die äußerst ausgeprägte Eigenschaft von *P.f.* sehr schnell Resistenzen gegen Wirkstoffe zu bilden und die seit Jahrzehnten erfolglosen Bemühungen einen Impfstoff gegen Malaria zu entwickeln, ist die Suche nach neuen Medikamentenkombinationen im Kampf gegen den Parasiten zu einer der wichtigsten Aufgaben der tropenmedizinischen Forschung geworden. Die WHO empfiehlt mittlerweile ausschließlich den Einsatz von Kombinationstherapien (z.B. ACT) für die Behandlung von unkomplizierter Malaria tropica.

In-vitro Studien leisten einen wichtigen Beitrag für die Entdeckung und Bestimmung der Wirksamkeit neuer oder bereits bekannter Medikamente gegen *P.f.* Natürlich können daraus noch keine definitiven Schlüsse bezüglich ihres klinischen Einsatzes getroffen werden, da Pharmakodynamik und –kinetik im menschlichen Körper vollständig außer Acht gelassen werden. Trotzdem stellen *in-vitro* Tests einen unverzichtbaren Schritt in der Entwicklung neuer Therapien dar.

Die hier aufgeführten Ergebnisse bestätigen im Allgemeinen die bereits bekannten bzw. vermuteten Eigenschaften von Azithromycin und Clindamycin. Die antiparasitäre Wirkung beider Substanzen konnte eindeutig nachgewiesen werden und v.a. für Azithromycin lassen fehlende Korrelationen zu bereits etablierten Malariamedikamenten einen sehr stark unterschiedlichen Wirkmechanismus vermuten. Dies verringert die Möglichkeit von Kreuzresistenzen bzw. Kreuzsensitivitäten. Durch die zusätzlich vorhandene äußerst gute Verträglichkeit und sehr lange Halbwertszeit ist Azithromycin ein interessanter möglicher Kombinationspartner in ACTs. Insbesondere der Einsatz in der Schwangerschaft und bei Kindern ist durch die Unbedenklichkeit beider Antibiotika ein besonders interessanter Aspekt.

8   Referenzen

[1]   N. White, "Malaria," in *Mansons's Tropical Diseases*, 21. Aufl., G. C. Cook und A.
      Zumla, Hrsg. BookPower/ELST, 2003.

[2]   World Health Organization, "World malaria report 2008," 2008.

[3]   J. Eckert und P. Deplazes, "Parasitologie," in *Medizinische Mikrobiologie*, 11. Aufl.,
      Georg Thieme Verlag, 2005.

[4]   M. Ramharter u. a., "In vitro activity and interaction of clindamycin combined with
      dihydroartemisinin against Plasmodium falciparum," *Antimicrobial Agents and
      Chemotherapy*, Bd. 47, Nr. 11, S. 3494-3499, Nov. 2003.

[5]   H. Noedl u. a., "In vitro antimalarial activity of azithromycin, artesunate, and quinine in
      combination and correlation with clinical outcome," *Antimicrobial Agents and
      Chemotherapy*, Bd. 51, Nr. 2, S. 651-656, Feb. 2007.

[6]   S. M. Selimuzzaman, S. J. Islam, Z. Nahar, R. Das, M. A. Rahman, und M. A. Rahman,
      "Malarigen malaria Pf/Pv antigen rapid test: a simple and effective tool for diagnosis of
      malaria in the far-flung hilly areas of Bangladesh," *Mymensingh Medical Journal: MMJ*,
      Bd. 19, Nr. 1, S. 94-99, Jan. 2010.

[7]   World Health Organization, Hrsg., *Guidelines for the treatment of malaria*, 2. Aufl.
      2010.

[8]   World Health Organization, "World malaria report 2009," 2009.

[9]   World Health Organization, "World malaria report 2005," 2005. [Online]. Available:
      http://www.rollbackmalaria.org/wmr2005/html/toc.htm. [Accessed: 02-Sep-2010].

[10] C. Wongsrichanalai, A. L. Pickard, W. H. Wernsdorfer, und S. R. Meshnick,
      "Epidemiology of drug-resistant malaria," *The Lancet Infectious Diseases*, Bd. 2, Nr. 4,
      S. 209-218, Apr. 2002.

[11] H. Noedl u. a., "Artemisinin resistance in Cambodia: a clinical trial designed to address
      an emerging problem in Southeast Asia," *Clinical Infectious Diseases: An Official
      Publication of the Infectious Diseases Society of America*, Bd. 51, Nr. 11, S. e82-89,
      Dez. 2010.

[12] H. Noedl u. a., "Azithromycin combination therapy with artesunate or quinine for the
      treatment of uncomplicated Plasmodium falciparum malaria in adults: a randomized,
      phase 2 clinical trial in Thailand," *Clinical Infectious Diseases: An Official Publication
      of the Infectious Diseases Society of America*, Bd. 43, Nr. 10, S. 1264-1271, Nov. 2006.

[13] P. Starzengruber u. a., "Antimalarial activity of tigecycline, a novel glycylcycline
      antibiotic," *Antimicrobial Agents and Chemotherapy*, Bd. 53, Nr. 9, S. 4040-4042, Sep.
      2009.

[14] U. Sponer, S. Prajakwong, G. Wiedermann, H. Kollaritsch, G. Wernsdorfer, und W. H.
      Wernsdorfer, "Pharmacodynamic interaction of doxycycline and artemisinin in

Plasmodium falciparum," *Antimicrobial Agents and Chemotherapy*, Bd. 46, Nr. 1, S. 262-264, Jan. 2002.

[15] Aktories, Förstermann, Hofmann, und Starke, *Allgemeine und spezielle Pharmakologie und Toxikologie*, 9. Aufl. Elsevier, 2005.

[16] A. B. S. Sidhu, Q. Sun, L. J. Nkrumah, M. W. Dunne, J. C. Sacchettini, und D. A. Fidock, "In vitro efficacy, resistance selection, and structural modeling studies implicate the malarial parasite apicoplast as the target of azithromycin," *The Journal of Biological Chemistry*, Bd. 282, Nr. 4, S. 2494-2504, Jan. 2007.

[17] "Medikamenteninformation ZITHROMAX®." [Online]. Available: http://www.pfizer.com/files/products/uspi_zithromax.pdf. [Accessed: 15-Jan-2011].

[18] F. Nosten u. a., "Antimalarial drugs in pregnancy: a review," *Current Drug Safety*, Bd. 1, Nr. 1, S. 1-15, Jan. 2006.

[19] S. Krudsood u. a., "A comparative clinical trial of combinations of dihydroartemisinin plus azithromycin and dihydroartemisinin plus mefloquine for treatment of multidrug resistant falciparum malaria," *The Southeast Asian Journal of Tropical Medicine and Public Health*, Bd. 33, Nr. 3, S. 525-531, Sep. 2002.

[20] K. Thriemer u. a., "Azithromycin combination therapy for the treatment of uncomplicated falciparum malaria in Bangladesh: an open-label randomized, controlled clinical trial," *The Journal of Infectious Diseases*, Bd. 202, Nr. 3, S. 392-398, Aug. 2010.

[21] B. Lell und P. G. Kremsner, "Clindamycin as an antimalarial drug: review of clinical trials," *Antimicrobial Agents and Chemotherapy*, Bd. 46, Nr. 8, S. 2315-2320, Aug. 2002.

[22] M. Ramharter u. a., "Artesunate-clindamycin versus quinine-clindamycin in the treatment of Plasmodium falciparum malaria: a randomized controlled trial," *Clinical Infectious Diseases: An Official Publication of the Infectious Diseases Society of America*, Bd. 40, Nr. 12, S. 1777-1784, Juni. 2005.

[23] R. Ruangweerayut, S. Looareesuwan, D. Hutchinson, A. Chauemung, V. Banmairuroi, und K. Na-Bangchang, "Assessment of the pharmacokinetics and dynamics of two combination regimens of fosmidomycin-clindamycin in patients with acute uncomplicated falciparum malaria," *Malaria Journal*, Bd. 7, S. 225, 2008.

[24] C. D. Goodman, V. Su, und G. I. McFadden, "The effects of anti-bacterials on the malaria parasite Plasmodium falciparum," *Molecular and Biochemical Parasitology*, Bd. 152, Nr. 2, S. 181-191, Apr. 2007.

[25] D. Burkhardt u. a., "Delayed parasite elimination in human infections treated with clindamycin parallels 'delayed death' of Plasmodium falciparum in vitro," *International Journal for Parasitology*, Bd. 37, Nr. 7, S. 777-785, Juni. 2007.

[26] E. L. Dahl und P. J. Rosenthal, "Apicoplast translation, transcription and genome replication: targets for antimalarial antibiotics," *Trends in Parasitology*, Bd. 24, Nr. 6, S. 279-284, Juni. 2008.

[27] H. Fuehrer u. a., "Indigenous Plasmodium ovale malaria in Bangladesh," *The American Journal of Tropical Medicine and Hygiene*, Bd. 83, Nr. 1, S. 75-78, Juli. 2010.

[28] A. Tangin, Y. Komichi, Y. Wagatsuma, H. Rashidul, Y. Wataya, und H. Kim, "Detection of malaria parasites in mosquitoes from the malaria-endemic area of Chakaria, Bangladesh," *Biological & Pharmaceutical Bulletin*, Bd. 31, Nr. 4, S. 703-708, Apr. 2008.

[29] H. Noedl, B. Attlmayr, W. H. Wernsdorfer, H. Kollaritsch, und R. S. Miller, "A histidine-rich protein 2-based malaria drug sensitivity assay for field use," *The American Journal of Tropical Medicine and Hygiene*, Bd. 71, Nr. 6, S. 711-714, Dez. 2004.

[30] H. Noedl, J. Bronnert, K. Yingyuen, B. Attlmayr, H. Kollaritsch, und M. Fukuda, "Simple histidine-rich protein 2 double-site sandwich enzyme-linked immunosorbent assay for use in malaria drug sensitivity testing," *Antimicrobial Agents and Chemotherapy*, Bd. 49, Nr. 8, S. 3575-3577, Aug. 2005.

[31] H. Noedl, W. H. Wernsdorfer, R. S. Miller, und C. Wongsrichanalai, "Histidine-rich protein II: a novel approach to malaria drug sensitivity testing," *Antimicrobial Agents and Chemotherapy*, Bd. 46, Nr. 6, S. 1658-1664, Juni. 2002.

[32] H. Noedl, C. Wongsrichanalai, und W. H. Wernsdorfer, "Malaria drug-sensitivity testing: new assays, new perspectives," *Trends in Parasitology*, Bd. 19, Nr. 4, S. 175-181, Apr. 2003.

[33] D. Payne und W. H. Wernsdorfer, "Development of a blood culture medium and a standard in vitro microtest for field-testing the response of Plasmodium falciparum to antifolate antimalarials," *Bulletin of the World Health Organization*, Bd. 67, Nr. 1, S. 59-64, 1989.

[34] A. R. Butler, S. Khan, und E. Ferguson, "A brief history of malaria chemotherapy," *The Journal of the Royal College of Physicians of Edinburgh*, Bd. 40, Nr. 2, S. 172-177, Juni. 2010.

[35] E. Legrand u. a., "First case of emergence of atovaquone resistance in Plasmodium falciparum during second-line atovaquone-proguanil treatment in South America," *Antimicrobial Agents and Chemotherapy*, Bd. 51, Nr. 6, S. 2280-2281, Juni. 2007.

[36] M. G. Vossen, "Azithromycin in der Therapie der unkomplizierten plasmodium falciparum malaria in Bangladesch," Medizinische Universität Wien, 2008.

[37] M. T. Duraisingh, P. Jones, I. Sambou, L. von Seidlein, M. Pinder, und D. C. Warhurst, "Inoculum effect leads to overestimation of in vitro resistance for artemisinin derivatives and standard antimalarials: a Gambian field study," *Parasitology*, Bd. 119, S. 435-440, Nov. 1999.

9   Liste der verwendeten Abkürzungen

ACT	Artemisinin based combination therapy
ART	Artemisinin
AS	Artesunat
AZI	Azithromycin
BMM	Blood-medium-mixture
CDC	Centers for Disease Control and Prevention
CHL	Chloroquin
CLM	Clindamycin
DDT	Dichlordiephenyltrichlorethan
DHA	Dihydroartemisinin
ELISA	Enzym linked Immuno Sorbent Assay
G6PDM	Glukose-6-Phosphat-Dehydrogenase Mangel
HRP	Horseradish Peroxidase
HRP2	Histidinreiches Protein 2
IC	Inhibitorische Konzentration
ICDDR, B	International Centre for Diarrhoeal Disease Research, Bangladesh
Ig	Immunglobulin
IRBC	Infected red blood cells
KI	Konfidenzintervall
MARIB	Malaria Research Initiative Bandarban
MEF	Mefloquin
P.f.	Plasmodium falciparum
PBS	Phosphate buffered saline
pLDH	Parasitäre Laktat-Dehydrogenase
QNN	Chinin
TMB	Tetramethylbenzidin
WHO	World Health Organisation

10 Abbildungsverzeichnis

11 Bildquellnachweis

Abbildung 1: Entwicklungszyklus von Plasmodium falciparum (Centers for Disease Control and Prevention - CDC).
http://www.cdc.gov/malaria/about/biology/index.html

Abbildung 2: Resistenzen von Plasmodium falciparum (WHO 2005).
http://www.rollbackmalaria.org/wmr2005/maps/map5.gif

Abbildung 3: Strukturformel des Azithromycin.
http://de.wikipedia.org/w/index.php?title=Datei:Azithromycin_structure.svg&filetimestamp= 20081006173117

Abbildung 4: Strukturformel des Clindamycin.
http://commons.wikimedia.org/wiki/File:Clindamycin.png

Abbildung 5: Bandarban Distrikt.
http://maps-of-bangladesh.blogspot.com/2010/10/political-map-of-bandarban-district.html

12 Tabellenverzeichnis

13 Anhang

13.1 Rohdaten der Antibiotika

Tabelle 8: IC_{50}- und IC_{90}-Werte von Clindamycin un Azithromycin

Nr	Study ID	CLM		AZI	
		IC_{50}	IC_{90}	IC_{50}	IC_{90}
1	ARB08-004	68,58710562	4554,958182	8287,036385	39081,42646
2	ARB08-006	248,1770001	11934,89724	205,7613169	398,1378382
3	ARB08-007	9676,336251	38214,34977	5965,017634	16891,08483
4	ARB08-008	263,9025341	8068,490595	3209,905766	11870,45785
5	ARB08-009	68,58710562	8656,199136	3564,221107	21229,28397
6	ARB08-011	1740,681362	2943,780627	1851,851852	1851,851852
7	ARB08-012	1131,138316	13950,19405	3577,929567	14224,61003
8	ARB08-013	23929,59837	45519,99447	6829,476647	25212,00501
9	ARB08-014	304,6794578	35581,25885	7952,481339	15540,65654
10	ARB08-015	68,58710562	192,5402679	8243,441604	14629,55908
11	ARB08-016	132,2802661	34169,08748	11830,6348	24542,65458
12	ARB08-017	2555,118156	29101,80214	2471,235021	17920,12483
13	ARB08-022	68,58710562	3430,661079	4169,924996	14603,39923
14	ARB08-025	68,58710562	328,4988356	1791,833364	5628,912643
15	ARB08-026	3141,293263	16011,26439	9110,352378	39654,15586
16	ARB08-027	23611,68376	45580,69913	12300,78505	29833,89251
17	ARB08-030	349,2591503	18958,85569	7726,166759	15673,10483
18	ARB08-032	138,4872718	2494,478375	3748,484301	20362,04985
19	ARB08-033	3034,685693	12521,46048	6195,155712	14049,66016
20	ARB08-034	15005,88595	42569,09227	4618,142482	14178,0517
21	ARB08-036	68,58710562	28363,6786	5933,48179	14210,4226
22	ARB08-037	68,58710562	8323,171265	4547,52048	39100,32961
23	ARB08-040	80,07454499	216,2155677		
24	ARB08-041	68,58710562	230,8114402	941,8018328	9308,7098
25	ARB08-042	8752,22672	38392,639	19561,96915	42967,26135
26	ARB08-043	68,58710562	6140,219352	79,11951283	28641,55958
27	ARB08-044	68,58710562	91,53003914	2461,2789	15112,05971
28	ARB08-045	2676,259356	24662,1511	415,0137651	20046,35913
29	ARB08-046	68,58710562	2122,740256	3407,323738	5955,718979
30	ARB08-047	68,58710562	7101,331913	3019,84799	10003,08381
31	ARB08-048	124,4000071	34184,44559	2122,641535	15885,84182
32	ARB08-049	2757,958059	5485,702457	2881,696094	7609,129236
33	ARB08-050	68,58710562	260,4093367	2502,680928	8278,589201

13.2 Rohdaten der Standardmalariatherapeutika

Tabelle 9: IC_{50}- und IC_{90}-Werte von von Artemisinin, Artesunat und Dihydroartemisinin

		ART		AS		DHA	
Nr	Study ID	IC_{50}	IC_{90}	IC_{50}	IC_{90}	IC_{50}	IC_{90}
1	ARB08-004	1,047003109	4,407090016	0,962214106	4,608786803	0,443474139	1,390373481
2	ARB08-006	0,874475578	3,93399384	1,199815952	5,181638119	0,402514094	1,445575834
3	ARB08-007	1,001390637	3,794047275	0,713605706	2,604338145	0,462187678	1,374806455
4	ARB08-008					0,190143045	0,773749055
5	ARB08-009	0,504374519	1,19059252	0,350358667	1,019406747	0,27645163	0,768396419
6	ARB08-011	7,742819108	10,46210169	3,43861573	7,172911208	1,500210671	2,549613729
7	ARB08-012	0,332066292	2,537030195	0,407487064	1,51684146	0,149574534	0,409929082
8	ARB08-013	0,734826054	2,405845191	0,532616069	1,737756514	0,211142433	0,563940965
9	ARB08-014	1,341936742	6,447729694	0,413005223	1,307034967	0,259490567	0,721724364
10	ARB08-015	2,099507773	3,434582854	0,51393599	0,942122758	0,148744416	0,259573206
11	ARB08-016	4,362161255	14,96813433	2,601550895	7,58801307	0,935679852	18,13740424
12	ARB08-017	0,874489007	21,48695889	1,118796747	7,710247537	0,880311043	6,034264886
13	ARB08-022	2,020823154	8,910802238	0,658075251	4,208151392	0,175362017	0,938862561
14	ARB08-025	1,459265354	8,955836072	0,247654334	0,352074614	0,108628826	0,242245089
15	ARB08-026	0,572637558	1,953066039	0,795364795	2,463570347	0,489720838	1,053535959
16	ARB08-027	2,037668126	11,31541702	0,498850476	1,637444854	0,306126271	0,870318487
17	ARB08-030	2,251474717	4,480468827	0,627675068	1,832349631	0,308641975	0,382978115
18	ARB08-032	0,893891018	87,07591296	0,314920465	0,968068267	0,24160342	0,797461003
19	ARB08-033	4,625928705	10,23021208	1,033835154	5,778772068	1,028551327	2,527386077
20	ARB08-034	1,750916436	3,805495585	0,596007552	2,166990869	0,501428198	1,015484896
21	ARB08-036	0,516137891	1,024963928	0,454586603	0,882035899	0,244239995	0,319653005
22	ARB08-037	0,682902922	2,703344057	0,322140802	1,141800541	0,154650232	0,509904467
23	ARB08-040						
24	ARB08-041	0,588001	1,11238836	0,276789365	0,499326916	0,127783119	0,278633625
25	ARB08-042	2,150480116	4,053179341	2,405106339	4,397954743	1,154771113	2,471185732
26	ARB08-043	2,394750449	13,68295102	0,61545107	0,953403197	0,347283681	1,124069331
27	ARB08-044	0,827006941	2,41302354	0,180907403	0,584429546	0,120302131	0,253950891
28	ARB08-045	2,547481014	74,71687772	1,198302822	6,083989755	0,677748888	4,130278615
29	ARB08-046	3,703703704	3,703703704	1,944036977	2,622579603	0,598642154	1,218193787
30	ARB08-047	0,317967244	0,798088995	0,180997793	0,534886847	0,096855062	0,226168015
31	ARB08-048	0,642990969	1,399020529	0,270384823	0,843987307	0,180422104	0,418096928
32	ARB08-049	1,981675796	3,404975511	0,403366634	0,971377361	0,189524031	0,290906165
33	ARB08-050	0,564584979	1,33607429	0,265883194	0,781985471	0,15829833	0,412605426

Tabelle 10: IC_{50}- und IC_{90}-Werte von von Mefloquin, Chinin und Chloroquin

Nr	Study ID	MEF IC_{50}	MEF IC_{90}	QNN IC_{50}	QNN IC_{90}	CHL IC_{50}	CHL IC_{90}
1	ARB08-004	12,14277793	24,69988306	30,3803825	326,6839075	74,04781039	389,8197918
2	ARB08-006	9,73534133	40,0675819	5,173217048	139,5363107	88,29141295	486,4082366
3	ARB08-007	1,094250439	4,039923695	62,93823001	187,1696039	122,698391	489,6700537
4	ARB08-008	6,345590912	20,18231967	119,2261938	447,1770324	45,76629598	87,10446545
5	ARB08-009	25,22533909	61,31588203	23,16661819	100,6557598	3,580185966	15,60540789
6	ARB08-011	36,02290502	109,715549	134,339532	250,6433953	126,8637738	243,9875206
7	ARB08-012	0,647519885	4,595985015	17,53094293	92,59063182	111,5684428	237,0424747
8	ARB08-013	13,03004621	39,26780533	49,86455019	195,592106	58,81304909	249,7626088
9	ARB08-014	7,667436481	25,90827636	74,78533893	322,9318698	39,60086427	129,5940155
10	ARB08-015	9,238344338	51,15722603	239,6466415	589,0300564	55,35183488	283,52141
11	ARB08-016	16,20700965	59,48417535	277,7777778	277,7777778	145,1124894	573,3995839
12	ARB08-017	3,667624235	165,7855332	81,7391936	433,6267221	57,79357431	596,4161748
13	ARB08-022	6,356541943	23,20678687	23,1948581	469,3878252	33,84651451	154,2371485
14	ARB08-025	2,813279344	17,94645512	45,32346977	172,6348604	45,0252827	81,97836818
15	ARB08-026	2,735964015	21,06916094	96,19040255	657,660688	8,02400106	39,23030378
16	ARB08-027	38,07881607	74,46992682	58,81902469	215,4966631	47,25655467	119,9988332
17	ARB08-030	36,6119947	75,26729746	126,7833172	254,8653512	18,47789123	31,29174985
18	ARB08-032	3,404103449	25,05897963	26,47678499	128,4016912	19,77247802	2117,794121
19	ARB08-033	27,77777778	52,81202057	89,76370495	156,7967035	277,7777778	277,7777778
20	ARB08-034	0,697853529	6,934528249	12,44947781	47,39601885	134,8227763	253,4748805
21	ARB08-036	12,17543428	24,73677399	15,37259895	47,95259504	35,15524358	106,7838665
22	ARB08-037	2,633443562	21,39436979	22,20665478	126,7793969	34,56803981	150,095199
23	ARB08-040						
24	ARB08-041	4,082611218	23,87925504	48,44121908	104,1126814	43,99576429	109,9893648
25	ARB08-042	29,6147242	45,75858479	90,94733761	225,5027645	158,5234702	258,239823
26	ARB08-043	9,283791628	35,89270774	40,03590979	155,7836594	66,18809957	227,1348224
27	ARB08-044	5,380624235	38,07959095	31,43739068	127,8581599	16,1485954	59,41555068
28	ARB08-045	2,997290944	160,1002993	130,9327907	1586,47136	49,1694483	1853,794348
29	ARB08-046	9,591775427	26,03034122	314,2495973	686,8456579	233,4857317	547,4281832
30	ARB08-047	0,714438441	16,88471071	23,56477676	180,837313	51,2004739	176,0958079
31	ARB08-048	4,046337512	29,42958218	11,80643604	481,6468754	50,1331368	158,6107553
32	ARB08-049	9,136178554	58,97487311	94,4003244	220,391507	37,89895029	116,8397356
33	ARB08-050	0,482498934	1,523318456	28,9344142	112,9513163	72,72745243	333,7609238

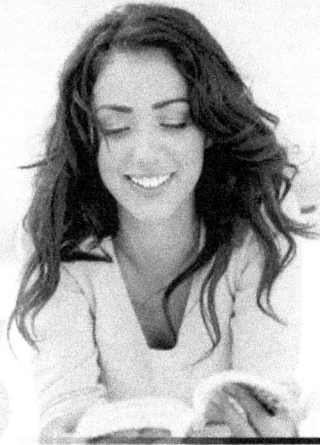

www.ingramcontent.com/pod-product-compliance
Lightning Source LLC
Chambersburg PA
CBHW020317220326
41598CB00017BA/1592